FORMA

Viver com saúde e bem estar, o mais possível em harmonia com as leis da
natureza, está ao nosso alcance. Atingirmos um bom equilíbrio
físico e espiritual é alcançarmos, também, uma nova consciência de
nós e do que nos rodeia.
Esta colecção tem em vista essa finalidade: estar em forma
significa estar em harmonia connosco e com o mundo exterior.
Ao abranger áreas tão diversas como, por exemplo, a prática
desportiva, a saúde e a dietética, visa proporcionar ao leitor
manuais de fácil consulta e uma informação de qualidade.

OBRAS PUBLICADAS

1. WA-DO — OS MOVIMENTOS INSTANTÂNEOS DOS BEM-ESTAR, *Tran Vu Chi*
2. MANUAL DE CULTURA FÍSICA, *J. E. Ruffier*
3. O TRATAMENTO DA ASMA, *Dr. Chris Sinclair*
4. A COZINHA SAUDÁVEL, *Anne Barroux*
5. O PODER CURATIVO DOS CRISTAIS, *Magda Palmer*
6. O TRATAMENTO DAS ALERGIAS, *Keith Mumby*
7. ALIMENTAÇÃO RACIONAL BIOLÓGICA PARA SÃOS E DOENTES, *Adriano de Oliveira*
8. VITAMINAS E SAIS MINERAIS, *Charles Picard*
9. O PODER CURATIVO DOS METAIS, *Emilio de Paoli*
10. O PRAZER DE ESTAR EM FORMA, *Henry Czechorowski*
11. COMO EQUILIBRAR O SEU PESO, *Francine Boucher e Robert Pauzé*
12. MÉTODOS NATURAIS PARA REDUZIR O SEU VENTRE, *Jacques Staechle*
13. A SAÚDE E AS MEDICINAS NATURAIS, *Jacques Staechle*
14. SEXO — FONTE DE SAÚDE E PRAZER, *Eva Méndez Chacón*
15. COMO VENCER A CELULITE, *Bruno Massa*
16. O VINHO — PROPRIEDADES DO SUMO DA UVA, J. V. Pérez

A DIGESTÃO SAUDÁVEL

As funções digestivas, as combinações dos alimentos, as patologias e medicinas naturais

Título original: *Digerire bene*
© 2001, Red Edizioni Spa, Novara

Tradução: Margarida Periquito

Revisão: Maria de Lurdes Afonso

Capa: Madalena Duarte

Depósito Legal nº 198518/03
ISBN 972-44-118-5

Direitos reservados para todos os países de língua portuguesa
por Edições 70, Lda.

EDIÇÕES 70, Lda.
Rua Luciano Cordeiro, 123 – 2º Esqº – 1069-157 Lisboa / Portugal
Telefs.: 21 3190240
Fax: 21 3190249
e-mail: edi.70@mail.telepac.pt

www.edicoes70.pt

Esta obra está protegida pela lei. Não pode ser reproduzida,
no todo ou em parte, qualquer que seja o modo utilizado,
incluindo fotocópia e xerocópia, sem prévia autorização do Editor.
Qualquer transgressão à lei dos Direitos de Autor será passível
de procedimento judicial.

Mara Ramploud e Mara Breno

A DIGESTÃO SAUDÁVEL
As funções digestivas, as combinações dos alimentos,
as patologias e medicinas naturais

edições 70

CONHEÇA-SE, PARA ESTAR BEM

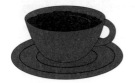

Como funciona o aparelho digestivo

- A boca
- O esófago
- O estômago
- O intestino
- O pâncreas
- O fígado

O aparelho digestivo funciona como uma "cadeia de decomposição". Com efeito, os alimentos que se ingerem são constituídos por elementos complexos de origem diversa (vegetal, mineral, animal) que são "decompostos" até se isolarem as grandes moléculas (aminoácidos, gorduras, hidratos de carbono, água), isto é, os seus componentes elementares. Só estes componentes podem ser utilizados na formação e na manutenção do organismo, ou seja, para garantir a vida.

A evolução fez com que os órgãos de cada ser vivo se adaptassem às suas necessidades alimentares. Também o nosso sistema digestivo é o resultado de um processo evolutivo "inteligente", que respondeu às exigências nutricionais humanas. É por isso que, para digerir bem, devemos comer de maneira a prover às necessidades do nosso organismo.

O aparelho digestivo humano, formado ao longo de todo o percurso da evolução, é um sistema distinto em que

A Digestão Saudável

cada parte realiza uma função específica e necessária. A primeira e a mais elementar função do aparelho digestivo é permitir a ingestão de alimentos e, assim, requer uma "porta" de entrada: a boca.

A boca

A boca aberta forma uma cavidade. O interior da boca está revestido por uma mucosa rica em glândulas, que segregam continuamente um muco que impede as paredes de secarem, e contém os órgãos (os dentes, a língua e as glândulas salivares) que servem para triturar e reduzir os alimentos a uma pasta, através de uma acção mecânica (a trituração) e um processo mecânico-químico (o empastamento).

Os dentes

A acção mecânica consiste na mastigação e é executada pelos dentes. Estes são constituídos pela raiz, cravada no maxilar, que os mantém firmes, por uma zona intermédia, o colo, e pela coroa, a parte visível.

Às várias formas dos dentes correspondem funções distintas: os incisivos cortam, os caninos laceram e os molares trituram. Este facto reveste-se de grande importância porque a *espécie humana* é omnívora, isto é, alimenta-se de vegetais e de carne, portanto deve possuir os instrumentos adequados para reduzir a pequenas partículas todos os alimentos, de modo a reduzir o trabalho do estômago. À característica de possuir dentes diferentes de acordo com a sua função chama-se heterodontia, e encontra-se apenas nos seres vivos mais desenvolvidos na escala da evolução.

A língua

Os alimentos triturados pelos dentes devem em seguida formar uma pasta. Para que tal suceda é necessário o movimento produzido pela língua e um líquido, a saliva.

A língua é um músculo composto por uma parte fixada ao osso e outra parte que se move livremente, a única que podemos ver. Esta parte móvel é importante para misturar os alimentos e também porque é na superfície superior que se encontram as papilas gustativas e o sentido do gosto que nos permite avaliar o paladar dos alimentos.

A saliva e a formação do bolo alimentar

A saliva é segregada por glândulas situadas na boca: as glândulas *submaxilares* e as *parótidas* (a doença vulgarmente chamada *papeira*, mas que cientificamente tem o nome de *parotidite epidémica*, não é outra coisa senão a inflamação das parótidas). A saliva contém uma substância chamada *mucina*, que serve para empastar, e uma enzima, a *ptialina*, que exerce uma acção química sobre os alimentos, começando a "decompor" os hidratos de carbono presentes no pão, na massa e na fruta. Por fim, encontram-se na boca alguns sais minerais que diminuem a acidez dos alimentos.

Por esta altura, a primeira parte do aparelho digestivo já executou várias tarefas fundamentais. Introduziu alimentos no organismo, triturou-os, empastou-os, deu início a uma decomposição de natureza química, separando as moléculas dos hidratos de carbono (amidos), e formou uma pasta bastante homogénea: o bolo alimentar.

A seguir, o processo torna-se cada vez mais "agressivo" para poder extrair de todos os alimentos os componentes essenciais. Para que tal aconteça, é necessário utilizar substâncias altamente tóxicas, os ácidos, que são capazes de deteriorar os alimentos. Este processo dá-se em "áreas protegidas" isoladas do resto do organismo e dificilmente acessíveis do exterior, em verdadeiros laboratórios químicos no interior do corpo. Assim, é necessário um canal vertical pelo qual os alimentos possam deslizar sem obstáculos para o interior do organismo: o esófago.

O esófago

O esófago é um tubo curto e escorregadio, que não se destina à absorção mas que permite a descida lenta dos alimentos. É necessário que a descida seja lenta para que eventuais porções de alimentos ainda por mastigar não danifiquem as paredes do esófago e, além disso, para que o bolo alimentar aqueça, no caso de estar muito frio, e arrefeça, caso esteja demasiado quente, adaptando-se à temperatura interior do organismo.

O movimento que conduz os alimentos da boca para o esófago é a *deglutição*. A primeira parte deste movimento é voluntária pois, na verdade, conservamos a comida na boca até que decidimos engoli-la. Porém, a partir desse ponto, a deglutição torna-se involuntária, ou seja, prossegue por si.

Uma válvula na extremidade do esófago deixa passar a comida para o estômago, porém, impede a passagem inversa, ou seja, não permite que a comida volte para trás, contrariando a força da gravidade, quando, por exemplo, estamos deitados ou até de cabeça para baixo.

O estômago

O estômago é uma dilatação do tubo digestivo em forma de saco, um verdadeiro reservatório químico formado por uma parede muscular muito forte e munida de glândulas que segregam várias substâncias químicas, formando o suco gástrico. O *ácido clorídrico* nele contido serve para criar o ambiente ácido em que a pepsina, uma substância que serve para digerir as proteínas, pode actuar. A *mucina* protege as paredes do estômago do ácido, evitando que o estômago "se digira a si próprio". A *gastrina* regula a produção de *pepsina* e ácido clorídrico em função da chegada dos alimentos.

Outra importante característica deste reservatório químico é a mobilidade. Com efeito, os músculos das paredes contraem-se e dilatam-se, misturando assim continuamente os alimentos com o suco gástrico.

Por que razão dizemos que o estômago é um laboratório químico? Porque *a sua tarefa não é eliminar os alimentos, mas sim desagregá-los de forma "inteligente", para que a*

_____ Como funciona o aparelho digestivo

matéria seja reduzida aos seus componentes elementares a fim de poder ser utilizada. Esta decomposição só se dá através de reacções químicas. Além disso, é no estômago que é absorvida a vitamina B12, um elemento muito importante para a formação dos glóbulos vermelhos do sangue, sendo por isso também chamada vitamina antianémica.

O intestino, o cérebro da digestão

O intestino foi definido como "o cérebro visceral" porque anatomicamente tem um aspecto semelhante ao do cérebro com todas as suas circunvoluções, e sobretudo porque, como se sabe, as emoções têm um grande efeito sobre a actividade intestinal (muitos estudantes e ex-estudantes recordarão episódios da chamada "dor de barriga antes de um exame").

Além disso, o intestino assimila o que é bom e útil e rejeita o que não presta, tal como o cérebro, que regista todas as percepções, situações e informações que o mundo exterior lhe comunica, assimilando, contudo, apenas aquilo que considera válido e útil, rejeitando o que considera inútil ou nocivo. Assim, tal como o nosso corpo é constituído pelas substâncias provenientes da digestão de alimentos exteriores que ingerimos, a nossa psique, isto é, as nossas ideias, convicções, projectos e ideais provêm da "digestão" que o nosso cérebro exerce sobre o mundo psíquico que nos rodeia.

Se com o jejum retiramos as "informações-comida" ao cérebro visceral, retiramos também aquele "ruído" de fundo, sempre presente no nosso psicossoma, relacionado com o desempenho das funções corpóreas, permitindo à mente estar mais lúcida e captar os sinais mais profundos e subtis do ser humano.

É por essa razão que neste livro dedicado à digestão se encontra também um capítulo dedicado ao jejum (ver pág. 67).

Cerca de três horas depois do início da refeição, o apetitoso prato de massa *all'arrabbiata*, o suculento assado, o aromático bolo de maçã e o café são agora apenas uma mistura de proteínas, gorduras e hidratos de carbono. Nesta altura, o estômago contrai-se de repente, fazendo com que se abra outra válvula que está na parte inferior, o *piloro*, permitindo a passagem dos alimentos para outra parte do tubo digestivo: o intestino.

O intestino

O intestino divide-se em duas partes: *intestino delgado* e intestino *grosso*.

O intestino delgado

O intestino delgado tem uma dupla função:
* produz diversas enzimas, por meio das quais se completa a digestão iniciada no estômago;
* absorve os componentes elementares extraídos no processo de digestão e, através da veia porta, envia-os para o fígado, onde serão retransformados em moléculas semelhantes às que compõem o nosso corpo.

É esta a "grande magia" do aparelho digestivo: substâncias exteriores que ingerimos transformam-se nos componentes do nosso corpo ou em energia que o organismo pode gastar.

O intestino delgado, por sua vez, divide-se em três partes dotadas de uma função e forma própria: o duodeno, o jejuno e o íleo.

A primeira parte, o *duodeno*, realiza um etapa fundamental na digestão. Nele, *um conjunto de enzimas actua sobre três tipos de substâncias alimentares: os hidratos de carbono, as proteínas e os lípidos*. As enzimas não são produzidas pelo duodeno. São enviadas pelo fígado e pelo pâncreas, duas glândulas complementares ao aparelho digestivo.

A segunda e a terceira parte, o *jejuno* e o *íleo*, em que termina a digestão, têm outra tarefa importantíssima: a absorção das substâncias digeridas e a sua introdução na circulação sanguínea.

Nesta fase, as substâncias que não foram absorvidas pelo intestino delgado passam através de outra válvula, a *válvula íleo-cecal*, entrando no intestino grosso.

Como funciona o aparelho digestivo

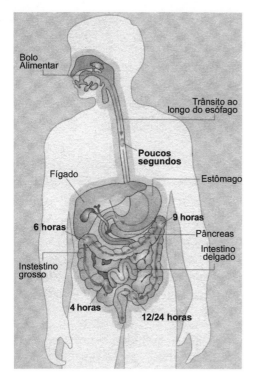

Duração do percurso das substâncias alimentares no aparelho digestivo.

O intestino grosso

O intestino grosso é a última parte do intestino e divide-se em *ceco, cólon* e *recto*.

Tem por funções principais a absorção da água e dos sais minerais e a expulsão das substâncias desnecessárias que formam as fezes e sairão do corpo através da abertura anal. O cólon, além disso, *alberga uma rica flora bacteriana*, ou seja, um número considerável de bactérias de diversos tipos, preciosas para a síntese das vitaminas B e K.

É importante que este pequeno ecossistema, fundamental para o equilíbrio de todo o organismo, não sofra alterações. *Os principais inimigos da flora bacteriana são medicamentos como os laxantes e os antibióticos.* Os laxantes raramente são necessários, os antibióticos são-no por vezes e, nesse caso, é preciso restabelecer a flora bacteriana, ingerindo iogurtes ou fermentos lácteos.

A Digestão Saudável

O pâncreas

O pâncreas é uma glândula de tamanho considerável que *tem por função segregar enzimas digestivas e hormonas.*

As *hormonas* segregadas pelo pâncreas, a *insulina* e o glucagon, servem para controlar o nível de glicémia no sangue, nível que aumenta com a absorção de glucose durante a digestão.

As enzimas digestivas, preparadas para actuar sobre substâncias essenciais, são de três tipos diferentes: a amílase, a lípase e o tripsinogénio que reagem respectivamente em presença de glícidos, lípidos e das proteínas. O tripsinogénio, na realidade, não actua directamente. Segue uma via mais complexa. Activado pela enteroquinase, enzima produzida pelo duodeno, transforma-se em tripsina, uma substância capaz de activar, por sua vez, outras enzimas do pâncreas: a elastase, a quimotripsina e a peptidose, que reagem em presença das proteínas, decompondo-as em aminoácidos.

O fígado

O fígado é a maior glândula do corpo humano e o seu laboratório bioquímico mais importante. Até ele chega a veia porta que no intestino delgado recolheu as substâncias elaboradas em todas as fases do processo digestivo.

As principais funções digestivas do fígado são:

* *a acção desintoxicante,* eliminando do organismo as moléculas que poderiam ainda ser nocivas e que, tornadas hidrossolúveis por meio de reacções químicas adequadas, podem ser expulsas com a urina sem que se depositem no organismo;

* *a formação de hemoglobina* para os glóbulos vermelhos, a destruição dos glóbulos vermelhos necrosados e a formação dos sais biliares, muito importantes para a digestão das gorduras;

* constituir-se como *depósito de hidratos de carbono,* sob a forma de glicogénio, imediatamente disponível quando necessário.

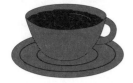

Digestibilidade e assimilação dos alimentos

- **A prioridade dos vegetais**
- **As proteínas**
- **Os hidratos de carbono ou glícidos**
- **As gorduras ou lípidos**
- **As verduras**
- **A fruta**
- **As bebidas**

Ao longo de milénios, os seres humanos evoluíram quer como recolectores (e mais tarde agricultores) quer como caçadores (e mais tarde criadores de gado), integrando assim na sua alimentação produtos de origem vegetal e animal. É por essa razão que o nosso aparelho digestivo está adaptado ao consumo de ambos.

A prioridade dos vegetais

A anatomia e a fisiologia do corpo humano apresentam, no entanto, estruturas que indicam que é muito mais fácil digerir os alimentos vegetais do que os animais.

Na parte posterior da cavidade bucal assentam os molares e os pré-molares, que servem para moer e triturar os alimentos vegetais. A parte anterior é ocupada pelos incisivos, úteis para morder a fruta e os vegetais. Os únicos quatro dentes que servem somente para rasgar ou partir a carne são os caninos. Tal demonstra que o ser humano pode

A Digestão Saudável

comer carne, mas que a sua alimentação deve ser essencialmente constituída por vegetais.

Além disso, os movimentos da mastigação do homem são semelhantes aos dos herbívoros, na medida em que temos a possibilidade de mover as mandíbulas não só verticalmente para lacerar, como fazem os carnívoros, mas também lateralmente, para moer. É curioso e significativo que o homem tenha reproduzido inconscientemente na mó do moinho o mesmo tipo de movimento da boca para reduzir as sementes vegetais a pequenos fragmentos ou a farinha.

O comprimento do intestino remete-nos também para essa realidade. Os carnívoros têm o intestino curto, ao passo que os herbívoros têm o intestino longo, exactamente como os seres humanos.

FUNÇÕES DAS VÁRIAS SUBSTÂNCIAS DOS ALIMENTOS

- *Proteínas*: são os materiais de construção do corpo humano e constituem todos os órgãos.
- *Hidratos de carbono*: são a energia do organismo.
- *Gorduras*: são a energia de reserva do nosso sistema.
- *Minerais e vitaminas*: são os elementos estruturais, os reguladores do corpo humano.

A nutrição ideal no espaço de 24 horas deve ser constituída por todos estes elementos numa relação percentual exacta:
- 15% de proteínas
- 50% de hidratos de carbono
- 30% de gorduras

Deve ingerir-se diariamente uma quantidade apreciável de fibras, vitaminas, minerais e água.

Em suma, torna-se evidente que uma alimentação que se afaste demasiado das necessidades fisiológicas do organismo humano (sementes, verdura, fruta) pode estar na origem de problemas digestivos e doenças crónicas.

Isso acontece principalmente nos países industrializados, onde as alterações alimentares ocorreram num período de

_____ Digestibilidade e assimilação dos alimentos

tempo demasiado curto (apenas três ou quatro gerações) para que a anatomia e a fisiologia do aparelho digestivo do corpo humano pudessem adaptar-se a essas alterações.

O aumento da quantidade de proteínas de origem animal e a refinação dos alimentos, que desse modo ficam empobrecidos em resíduos e se ajustam a um padrão uniforme de hábitos alimentares devido ao consumo constante de determinados alimentos durante todo o ano, e já não em harmonia com climas e épocas do ano específicas, constituem um factor de risco para o organismo humano.

A nível individual damos pouca atenção às exigências reais do nosso organismo, tendendo a comer por gula ou segundo hábitos induzidos pela família, pela sociedade e pela publicidade.

As proteínas

As proteínas são necessárias ao crescimento, alimentação e eventual restabelecimento de todas as células e órgãos do corpo. São úteis também na produção das enzimas que ajudam à digestão e na formação de anticorpos e hormonas. *As proteínas em excesso não são armazenadas pelo organismo, mas transformadas em energia ou gordura.* Uma vez que o organismo não tem uma provisão de proteínas, é necessário que nos abasteçamos todos os dias com uma quota-parte.

As proteínas são constituídas por vinte substâncias elementares, os aminoácidos, cuja maioria é produzida pelo corpo humano, elaborando-as a partir dos alimentos. Contudo, existem nove aminoácidos, os "aminoácidos essenciais" (a arginina, a histidina, a leucina, a lisina, a metionina, a fenilalanina, a treonina, o triptofano e a evalina), que o organismo não consegue elaborar e que devem ser absorvidos através de alimentos específicos.

As fontes proteicas completas que fornecem os nove aminoácidos essenciais em quantidade adequada são a carne, o peixe, os ovos, o leite e seus derivados. Os legumes, por sua vez, fornecem proteínas incompletas, como é o caso do

A Digestão Saudável

feijão, do grão, das lentilhas e dos cereais como a cevada, o trigo e o arroz.

A carne

A carne não contém apenas proteínas completas. É, também, a melhor fonte de ferro, e, além disso, contém fósforo, zinco e vitamina B12. A facilidade de digestão dos vários tipos de carne varia consoante o conteúdo de lípidos, ou seja, a percentagem de gordura. Para melhorar a sua assimilação pelo organismo pode retirar-se-lhe a gordura, que nas carnes bovinas e suínas é a parte branca, e no frango é a pele. Uma carne que é pobre em gordura por natureza é a carne de caça.

No entanto, não se deve comer muita carne numa só refeição e muito menos sem acompanhamento. O nosso intestino não é suficientemente ácido para que possa decompor uma grande quantidade de carne e, por esse motivo, podem ocorrer fenómenos de putrefacção e gases. Uma vez que não é um alimento rico em resíduos, a carne não contribui para a mobilidade do intestino e, por consequência, para o seu esvaziamento.

Digestibilidade e assimilação dos alimentos

A digestão das várias substâncias

Hidratos de carbono

O digestão dos hidratos de carbono inicia-se na cavidade bucal com a trituração dos alimentos e com a amílase salivar (ptialina), graças ao ambiente neutro da boca. Continua durante o breve percurso no esófago, mas é interrompida no estômago, quando o ambiente se torna ácido. É retomada e termina no duodeno por acção da amílase pancreática, que torna o ambiente novamente neutro. Na primeira parte do intestino delgado dá-se depois a absorção das substâncias finais da digestão: os monossacarídeos.

Proteínas

As proteínas atravessam ilesas a cavidade bucal e só começam a ser decompostas no estômago, por acção da pepsina activada pelo ácido clorídrico. Quando, duas a três horas depois, termina o processo digestivo no estômago, só 12% a 13% das proteínas totais foram digeridas. A digestão prossegue no duodeno por acção de outras enzimas segregadas pelo pâncreas (tripsina e quimotripsina) que dividem as proteínas em aminoácidos, e termina, por acção da elastinase, no intestino delgado, onde se dá também a absorção.

Lípidos

A digestão das gorduras não tem início na boca nem tão pouco no estômago, mas apenas no intestino. No entanto, a quantidade de gorduras ingeridas influencia a velocidade de esvaziamento do estômago. Por isso, uma refeição rica em gorduras necessita entre quatro a seis horas para completar a sua passagem pelo estômago. Chegadas ao duodeno, finalmente as gorduras são atacadas pela lípase pancreática segregada pelo pâncreas, cuja acção é facilitada pelos sais biliares formados pelo fígado. A absorção dá-se no intestino delgado, sempre com a ajuda dos sais biliares.

Água

A quase totalidade da água que se bebe ou que está contida nos alimentos é absorvida pelo intestino delgado. Só uma pequena parte chega ao cólon e é expulsa com as fezes.

A Digestão Saudável

A forma de cozinhar os alimentos

A forma de preparar os alimentos provoca alterações maiores ou menores do conteúdo dos nutrientes e influencia a sua digestibilidade. Por exemplo, a cor escura do molho do assado é sinal de ter sido cozinhado demasiado tempo, o que alterou as gorduras tornando-as pouco digeríveis. Por outro lado, os alimentos simples cozinhados no vapor, na chapa, no forno ou cozidos, e temperados com gorduras não cozinhadas, tornam a digestão mais leve.
Os assados ou os pratos cozinhados a temperaturas demasiado elevadas são menos saudáveis, porque habitualmente provocam a carbonização parcial dos alimentos com a formação de substâncias não só pouco digeríveis mas também, pelo menos, potencialmente cancerígenas.
O uso de manjericão, cebola, rúcula, orégãos, alecrim ou salva facilita a digestão, aumentando a motricidade gástrica e a produção de sucos gástricos.

O peixe

O peixe é um alimento rico em proteínas completas, mas também em vitamina A e em zinco, fósforo e iodo. *Relativamente à carne, tem um conteúdo mais elevado de gorduras poliinsaturadas, substâncias que protegem o sistema cardio-circulatório* porque ajudam a manter um nível baixo de colesterol. No entanto, isto só se aplica ao peixe e não aos crustáceos e moluscos que, pelo contrário, são ricos em colesterol.
O peixe é mais digerível do que a carne porque, graças ao reduzido conteúdo de tecido conectivo, mastiga-se com muito mais facilidade e, consequentemente, os sucos gástricos agem com maior eficácia.

O leite e os seus derivados

O leite alimentar mais comum no nosso país é o leite de vaca. Os outros tipos de leite utilizados na alimentação são o de cabra e o de ovelha, principalmente para fazer queijo.

Digestibilidade e assimilação dos alimentos

Os principais nutrientes fornecidos pelo leite são o cálcio e o fósforo, vitaminas do grupo B, proteínas e lípidos. O principal é o cálcio, essencial para a formação dos ossos e dos dentes.

Uma boa absorção de cálcio por parte do intestino depende também da presença de substâncias de origem vegetal, por exemplo o ácido fítico e os oxalatos, vulgarmente presentes nos cereais integrais.

À medida que a idade avança, o leite torna-se cada vez menos digerível porque no nosso intestino diminui a produção de lactase, a enzima incumbida precisamente da digestão da lactose. Trata-se de um facto de natureza fisiológica que se explica facilmente se pensarmos que na natureza o leite é um alimento associado ao período da amamentação, isto é, aos primeiros meses ou anos de vida.

Uma das formas mais comuns de os adultos consumirem leite é misturando-o com o café. Porém, é preciso que se saiba que esta *mistura provoca um tempo de digestão muito longo*, porque produz o tanato de albumina, que requer pelo menos três horas para ser digerido.

O *iogurte* é o alimento que permite fazer uso das propriedades alimentares do leite, excluindo os seus aspectos negativos. Com efeito, o iogurte deriva do leite fermentado pela acção de duas bactérias (*Lactobacillus bulgaricus* e *Streptococcus thermophilus*), que durante o processo de fermentação digerem uma boa parte da lactose e parte da caseína, a proteína do leite.

Sendo, na prática, leite pré-digerido, o iogurte exige menos trabalho do aparelho gastrintestinal. Além disso, *normaliza o crescimento das bactérias intestinais nocivas*, combatendo as infecções e assegurando o bom funcionamento intestinal. O *queijo* é um alimento muito nutritivo, principalmente quando está muito curado, porque contém uma elevada percentagem de gorduras. Estas prolongam bastante os tempos da digestão, e tal deveria fazer-nos pensar como é errado o hábito de o consumir no início ou final da refeição, como guloseima.

A Digestão Saudável

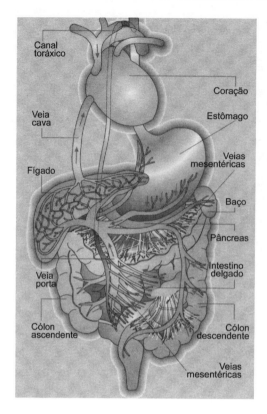

Percurso das substâncias nutritivas nos vasos sanguíneos e linfáticos.
As substâncias nutritivas são assimiladas pelas veias mesentéricas que vão dar à veia porta. Esta leva-as ao fígado. A veia cava parte do fígado e segue até ao coração.

Os ovos

O ovo é um dos alimentos mais ricos em aminoácidos e as suas proteínas são "completas", sendo, por isso, um óptimo substituto da carne. O seu conteúdo de colesterol é elevado, porém, possui também a lecitina, que facilita a sua eliminação.

O tempo de digestão do ovo varia conforme a forma como é cozinhado. A melhor maneira de o comer é escalfado, ou seja, com a gema crua e a clara cozida, porque assim o tempo de digestão é de cerca de uma hora e três quartos. Já o ovo frito, estrelado ou sob a forma de omelete, requer cerca de três horas para ser digerido. No ovo cozido pode formar-se uma substância tóxica, o sulfureto de ferro.

A única contra-indicação para o consumo de ovos, além de alguma possível alergia às suas proteínas específicas, diz respeito às pessoas afectadas por cálculos no fígado.

Digestibilidade e assimilação dos alimentos

Com efeito, o ovo estimula as contracções da vesícula biliar que, em presença de cálculos, podem provocar cólicas hepáticas.

Os legumes

Até agora falámos de alimentos que contêm proteínas completas, ou seja, todos os aminoácidos, essenciais ou não essenciais.

Entre os alimentos que contêm proteínas, ainda que incompletas, são particularmente importantes os legumes, outrora o "alimento dos pobres". Nos legumes estão em falta aminoácidos essenciais, como a metionina e a cistina, que no entanto podem ser recuperados se lhes juntarmos massa. Porém, em compensação, se comparados com os alimentos de origem animal, não contêm gorduras saturadas que aumentam o risco de doenças cardiovasculares. Por isso, o consumo de legumes na alimentação foi valorizado de tal maneira que hoje, em vez de "alimento dos pobres", seria melhor chamar-lhes o "alimento dos sãos".

Com efeito, *uma alimentação rica em legumes tem como objectivo reduzir o colesterol, equilibrar o nível de açúcar no sangue nos diabéticos e prevenir vários tipos de cancro.*

Os legumes não podem ser digeridos crus porque contêm substâncias antidigestivas, que só são eliminados com uma longa cozedura. Uma vez cozidos, *o único problema com a sua digestão é o aumento dos gases intestinais.* Isto é provocado sobretudo pelos oligossacáridos, compostos por três ou cinco moléculas de açúcar ligadas entre si de tal modo que o estômago não consegue digeri-las, transitando assim para o intestino, onde são desintegrados pelas bactérias, processo que é acompanhado pela produção de gases. A produção de gás é proporcional à quantidade variável de oligossacáridos presentes nos diversos tipos de legumes. Por exemplo, o feijão branco com tão bom aspecto produz os gases mais desagradáveis e o amendoim os menos incomodativos.

O uso de especiarias, como a erva-doce, o estragão ou o gengibre, reduz a produção de gases intestinais.

A Digestão Saudável

Os hidratos de carbono ou glúcidos

Os hidratos de carbono são a fonte de energia mais rapidamente assimilada. Apresentam-se numa grande percentagem como polissacáridos (amidos e celulose contidos nos elementos vegetais), em menor quantidade como dissacáridos (sacarose e lactose, presentes no leite e nas beterrabas) e em quantidade mínima como monossacáridos (glicose no sumo da uva, frutose na fruta). São formados por átomos de carbono e átomos de água, e também se chamam glúcidos devido ao seu sabor doce.

Nas últimas décadas, principalmente nos países desenvolvidos, a percentagem de hidratos de carbono na dieta foi diminuindo progressivamente a favor das gorduras e das proteínas e, entre os hidratos de carbono, diminuiu a quantidade de amidos e aumentou a de sacarose.

Todos os hidratos de carbono ingeridos com a dieta alimentar são transformados em glicose, a fonte de energia a que, se compararmos o corpo humano a um motor, podemos chamar a "gasolina alimentar". Esta "gasolina" é importante principalmente para os glóbulos vermelhos e para o sistema nervoso central e periférico (o cérebro humano é um ávido consumidor de glicose, necessitando de mais de cem gramas por dia) e por isso, uma vez que seria muito perigoso ficar sem esta fonte de energia, é preciso que existam reservas de glicose prontas a ser utilizadas em caso de carência. *A glicose é conservada no organismo, no fígado e nos músculos sob a forma de glicogénio*, um polissacárido.

Existem hidratos de carbono simples e hidratos de carbono compostos. Os hidratos de carbono simples, ou açúcares, são rapidamente absorvidos pelo organismo e encontram-se no açúcar simples, no mel, na fruta e no leite. Os hidratos de carbono compostos requerem uma digestão mais prolongada e encontram-se nos cereais, nas batatas e nas verduras.

Digestibilidade e assimilação dos alimentos

A acção das fibras na digestão

• Na cavidade bucal, as fibras *estimulam a salivação e obrigam a uma mastigação mais prolongada*, activando a sensação de saciedade e a secreção gástrica.

• No estômago, *aumentam o volume do bolo alimentar*, tornando-no mais viscoso e prolongando o tempo de digestão. Aumenta, assim, a sensação de saciedade que induz a não comer.

• No intestino delgado, algumas porções de fibra (guar, pectinas, galacto-glicomanano) retardam o avanço do conteúdo, permitindo a formação de um gel cada vez mais viscoso, em que *as enzimas digestivas são literalmente aprisionadas*, podendo assim utilizar ao máximo as suas capacidades de decomposição. Além disso a presença do gel, que diminui a velocidade de absorção dos elementos nutritivos, *evita inconvenientes metabólicos como o pico glicémico após a refeição*, ou seja, um valor muito alto de açúcar no sangue que se verifica quando a produção de açúcares derivados da digestão dos hidratos de carbono é demasiado rápida.

• *No cólon, as fibras são atacadas por bactérias que, provocando a sua fermentação, as transformam em hidratos de carbono libertando energia. Essa energia é utilizada pelas colónias de bactérias intestinais* que podem assim ter um equilíbrio positivo. Além disso, as fibras, não sendo totalmente digeríveis, vão aumentar o peso das fezes, acelerando assim a velocidade do trânsito intestinal. A rapidez com que o intestino se esvazia é importante por vários pontos. Equilibram-se desse modo os processos fermentativos a nível do cólon e evita-se uma tensão contínua no interior das sinuosidades intestinais que pode levar à formação de divertículos, pequenas bolsas que são causa frequente de inflamações.

Os cereais e outros alimentos do grupo dos glúcidos

Os cereais são o alimento vegetal mais importante e o alimento-base da maior parte da população do planeta.

A Digestão Saudável

São sementes de plantas da família das gramíneas e o seu nome deriva de Ceres, a deusa romana da agricultura. O trigo, o arroz, o maís, a aveia e o milho são cereais.

Os cereais consomem-se sob a forma de sementes cozidas ou moídas e reduzidas a farinha. Constituem a base de produtos como as massas, a polenta, os cuscuz, a sêmola, o pão, os biscoitos e as bolachas.

Todos os cereais contêm hidratos de carbono compostos, que existem também noutros alimentos como, por exemplo, as batatas, as castanhas, o topinambur e as bananas.

A estrutura de um grão é fundamentalmente a mesma em todos os cereais. Para compreendê-la podemos compará-la à estrutura mais conhecida do ovo. O equivalente à casca do ovo, o seu revestimento exterior, dá origem ao farelo. À clara do ovo corresponde o *endosperma*, composto por proteínas e hidratos de carbono, que é um armazém de substâncias nutritivas; à gema corresponde a parte que se chama *gérmen*, onde está contido o embrião, ou seja, a substância germinante do grão.

Os cereais não são apenas a maior fonte de hidratos de carbono, mas também uma fonte de proteínas incompletas. Do ponto de vista nutricional, a sua sinergia com os legumes é importante. Com efeito, os aminoácidos são complementares (por exemplo a lisina, que é escassa nos cereais, abunda nos legumes), de modo que uns compensam outros nos pratos em que estes alimentos estejam combinados, como por exemplo, massa ou arroz com feijão.

A refinação dos cereais, vantajosa para uma conservação mais prolongada, retira-lhes muitos elementos nutritivos. Com a refinação elimina-se o farelo e o gérmen, ficando apenas o endosperma, o que significa eliminar ácidos gordos, fibras, vitaminas do grupo B e proteínas.

A eliminação das fibras, principalmente, condiciona de modo negativo a actividade do aparelho digestivo.

As gorduras ou lípidos

Os ácidos gordos registam os maiores valores energéticos porque, em quantidade igual, são capazes de fornecer

Digestibilidade e assimilação dos alimentos

o dobro da energia dos hidratos de carbono e das proteínas. Existem três tipos de gorduras: as saturadas, as insaturadas (que incluem as monoinsaturadas e as poliinsaturadas) e as trans.

As gorduras *saturadas* e *monoinsaturadas* podem ser produzidas pelo organismo, pelo que não é indispensável ingeri-las. Ao invés, *uma quantidade excessiva de gorduras saturadas, contidas na carne, no queijo e nos ovos, pode aumentar o nível de colesterol no sangue e provocar obesidade e doenças cardíacas.* As gorduras monoinsaturadas, que se encontram nas azeitonas, no abacate, nas nozes e nas avelãs, são menos prejudiciais do que as gorduras saturadas.

As gorduras *poliinsaturadas* contêm ácidos gordos essenciais que são fundamentais para a saúde e que se encontram nos óleos vegetais, sobretudo no azeite e também no óleo de peixe.

As gorduras *trans*, que podem causar cardiopatias, resultam da transformação química de óleos vegetais em gorduras insaturadas, processo que ocorre na produção da margarina.

Em quantidade adequada, todas as gorduras são necessárias para o bom funcionamento dos órgãos do corpo humano. São um constituinte básico das células nervosas. Transportam as vitaminas lipossolúveis que se dissolvem precisamente nas gorduras (vitaminas A, D, E, K) e, juntamente com as proteínas, constituem e protegem as membranas biológicas. Para além disso, não devemos esquecer que, usadas como tempero, as gorduras dão mais sabor aos alimentos e tornam-nos mais apetitosos.

Gorduras e óleos

A categoria das gorduras divide-se em gorduras propriamente ditas e óleos. As gorduras conservam-se em estado sólido à temperatura ambiente, ao passo que os óleos, essencialmente de origem vegetal, à mesma temperatura são líquidos.

A Digestão Saudável

A digestão das gorduras é a mais longa, comparativamente a todos os outros alimentos.

Os óleos alimentares são extraídos de frutos ou de sementes.

O *azeite* é rico em ácido oleico monoinsaturado. Sendo óptimo cru, é também indicado para a cozinhar, mesmo a temperaturas elevadas. Entre os *óleos de sementes*, os óleos de milho, de soja, de girassol, de grainha de uva ou de cártamo são muito ricos em ácidos gordos poliinsaturados, facilmente oxidáveis e pouco resistentes ao calor, por isso pouco indicados para cozinhar. O *óleo de amendoim*, devido ao seu menor conteúdo de ácidos gordos poliinsaturados, é, entre os óleos de sementes, o mais indicado para a cozinhar alimentos.

As gorduras são lipídicos de origem animal ou vegetal com consistência sólida à temperatura ambiente e sujeitos a processos especiais.

A *manteiga* obtém-se das natas do leite de vaca. Branca ou ligeiramente amarelada, é constituída, além da gordura do leite, por água e resíduos de substâncias azotadas. Contém também vitamina A. A parte lipídica apresenta uma elevada percentagem de ácidos gordos saturados, facilmente digeríveis e assimiláveis, e é apropriada para cozinhar alimentos.

A *banha de porco* é produto da fusão de tecidos adiposos que se encontram em redor dos rins, dos intestinos e de outros órgãos internos do porco, sendo depois filtrada. É apropriada para as frituras, na medida em que é resistente à oxidação provocada pelas temperaturas elevadas. No entanto, hoje em dia não é muito utilizada na cozinha, talvez devido ao odor pouco agradável que emana quando aquecida.

O *toucinho* obtém-se do tecido adiposo subcutâneo do dorso, das espáduas e das ilhargas do suíno.

A *margarina* é, habitualmente, de origem vegetal (deriva de óleos de girassol, milho, coco, etc.) e obtém-se através de um processo químico chamado hidrogenação. *É um erro*

Digestibilidade e assimilação dos alimentos

pensar que a margarina pode substituir beneficamente a manteiga, porque a margarina e os outros óleos vegetais hidrogenados (como os que são usados nos bolos feitos em fábrica) fazem subir o chamado colesterol nocivo, ou seja, o LDL.

As verduras

Os alimentos vegetais provêm de partes diferentes das plantas: folhas (alface, couve, espinafres, acelgas), raízes (cenouras, nabos), tubérculos (batatas), frutos (tomates, pimentos, pepinos, beringelas), caules (aipo), flores e inflorescências (couve-flor, bróculos, alcachofras). *Todas as hortaliças contêm uma percentagem elevada de água (de 80% a 90%) e uma quantidade apreciável de sais, fibras alimentares e vitaminas.* Apresentam apenas vestígios de proteínas e os açúcares, ou hidratos de carbono, estão praticamente ausentes.

As hortaliças são facilmente digeríveis e graças ao seu volume contribuem para dar rapidamente uma sensação de saciedade.

Podem ser cozinhadas em forma de grelhado ou na chapa e no vapor. Cozinhadas no vapor perdem menos vitaminas e minerais do que na cozedura tradicional.

A fruta

A fruta é rica em vitaminas, sais minerais, água, fibras alimentares e também em açúcar sob a forma de frutose e sacarose. A fruta de cor amarelo-alaranjada (alperces, pêssegos, melão, dióspiros) é particularmente rica em caroteno (*provitamina A*), enquanto os citrinos (laranjas, tangerinas, etc.), o ananás, os morangos e os kiwis têm, por sua vez, uma quantidade apreciável de vitamina C.

A fruta atinge o máximo das suas qualidades nutritivas, digestivas e é mais saborosa quando está completamente madura. Infelizmente, a fruta madura apodrece rapidamente. Por isso, a fruta que se compra na loja é habitualmente colhida da planta quando ainda está verde e amadurece

A Digestão Saudável

em ambientes condicionados para esse fim, diminuindo as suas qualidades nutritivas e tornando o seu sabor menos agradável.

Os alimentos e os sentidos

Os aspectos sensoriais da alimentação podem dividir-se em duas categorias fundamentais: o aspecto psicológico do Eu e o aspecto simbólico.

O aspecto psicológico do Eu, que é constituído pelo investimento dos sentidos nos alimentos, é o objecto de estudo da gastronomia. As combinações de cores, odores e consistências dos alimentos deram origem a uma estética bastante refinada. O prazer que deriva da preparação, observação e consumo dos alimentos é investigado, essencialmente, através do estímulo sensorial, e tem sido considerado como a base de uma verdadeira arte, desde os tempos mais remotos.

Nessa arte, quer devido à escolha de ingredientes raros e preciosos, quer por causa da ambientação (lugares de arte, cenografias, músicas e perfumes), os mestres de culinária da Antiguidade e da Idade Média estavam ao nível dos modernos representantes da alta gastronomia.

Ainda que consideremos exclusivamente o aspecto sensorial da degustação, o olfacto e o gosto não são os únicos sentidos envolvidos nessa experiência. Com efeito, o tacto descobre a consistência dos alimentos ao cortá-los, ao mastigá-los em contacto com as superfícies da língua e das mucosas da boca. O ouvido permite captar, por exemplo, os sons típicos de certos alimentos crocantes. A vista decifra a mensagem que um grande chefe de cozinha ou simples amador lhe quis enviar através da sua obra de arte, em que podem até estar presentes elementos somente decorativos e não comestíveis.

Digestibilidade e assimilação dos alimentos

O **aspecto simbólico** é constituído pelo valor funcional dos alimentos. Neste caso, o estímulo sensorial não é preparado nem intencional, mas sim inerente às características dos próprios alimentos.

A cor, o sabor ou a consistência natural de um alimento não são casuais. Contêm toda a informação relativa às duas componentes elementares e ao efeito bioquímico-metabólico que pode provocar no organismo de quem o comerá. Traduz-se num efeito psicossomático profundo, capaz de provocar até, como ensinam as antigas tradições, estados de espírito fora do comum.

Há que referir a proveniência e o período do ano, condicionantes ultrapassadas na nossa sociedade que dispõe de alimentos exóticos e em conserva, mas ainda evidentes. É importante o período de maturação dos vegetais. Há uma altura específica para a produção do vinho e, tradicionalmente, para o abate dos animais, reflexo de um antigo aspecto ritual que provavelmente estaria relacionado com o valor arquétipo e totémico do próprio animal.

A medicina tradicional chinesa faz uma escolha requintada dos alimentos com base nas cores, nos sabores, nas estações e no valor arquétipo, com o objectivo de estimular as energias subtis do organismo para reequilibrá-las em caso de doença.

Não esqueçamos, também, que o momento em que o alimento é consumido pode ser transformado num acto ritual e profundamente simbólico. Basta que recordemos as ceias de certas ordens monásticas, em refeitórios engenhosamente construídos, em que se impunha o silêncio enquanto um monge, por turnos, lia trechos das Sagradas Escrituras.

As bebidas

A *água* é uma componente essencial do nosso organismo e, consoante a idade, varia entre os 75% na criança e menos de 60% no idoso. *Calcula-se que uma pessoa adulta deva beber cerca de um litro e meio de água por dia* mas, evidentemente, esta quantidade pode variar consideravelmente de acordo com o clima, com o tipo de alimentação e o esforço físico exigido pelo trabalho ou por uma actividade desportiva.

A água nunca deve ser bebida demasiado fria porque pode provocar distúrbios ao nível do aparelho gastrintestinal, sobretudo quando este se encontra em plena actividade digestiva. Com efeito, a digestão requer uma temperatura alta.

A água pode também ter uma acção terapêutica, como algumas águas minerais (e também as de algumas fontes) que podem fornecer uma quantidade apreciável de cálcio, prevenindo a osteoporose. As águas minerais com gás contêm anidrido carbónico que as torna efervescentes e estimulantes para o processo digestivo. Porém, no caso de distúrbios do aparelho digestivo, como a gastrite e a úlcera, podem ser pouco indicadas.

O *vinho* é obtido pela fermentação do mosto da uva. Beber vinho moderadamente às refeições (um ou dois copos) é benéfico para o aparelho cardiocirculatório, estimula o apetite e favorece a digestão. Consumi-lo em quantidade excessiva é nocivo para diversos órgãos e aparelhos como o estômago, o fígado e o sistema nervoso.

A *cerveja* obtém-se a partir da fermentação do malte da cevada, a que se junta o lúpulo. Tomada com moderação, esta bebida com algum valor energético é digestiva e tem um ligeiro efeito diurético.

O *café* contém como princípio activo a cafeína, que actua como estimulante do sistema nervoso, facilita o trabalho mental e ajuda a digestão. Porém, *não é aconselhável beber mais do que três chávenas pequenas por dia*, devendo no entanto diminuir-se a dose assim que haja manifestações de insónia, estados de ansiedade e acelerações do ritmo cardíaco.

Também no *chá* está presente a cafeína (ou teína), além da teobromina e da teofilina, substâncias estimulantes do sistema nervoso. Esta bebida também desenvolve uma suave acção diurética.

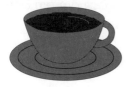

As combinações alimentares

- **Alimentos proteicos e alimentos amiláceos**
- **Vários alimentos proteicos**
- **Bebidas, alimentos ácidos e amiláceos**
- **Bebidas, alimentos ácidos e alimentos proteicos**
- **Açúcar, fruta, alimentos amiláceos e proteicos**
- **Gorduras e alimentos proteicos**

Os alimentos tornam-se menos digeríveis e de mais difícil assimilação se forem mal combinados. Perante distúrbios do aparelho gastrintestinal, como dilatações abdominais, digestões longas e difíceis, obstipação e ardores no estômago, pensa-se muitas vezes que é suficiente diminuir o consumo de carne, substituir os cereais refinados por cereais integrais, o açúcar pelo mel e não consumir alimentos enlatados.

Muitas vezes, porém, aquilo que não se teve em conta foi o conjunto de regras da compatibilidade dos alimentos e das combinações alimentares, tendo em conta a fisiologia da digestão.

Nem todos os alimentos precisam do mesmo período de tempo para ser assimilados nem são digeridos da mesma forma, porque no processo digestivo estão envolvidas diversas enzimas que actuam sobre uma substância química particular (por exemplo, as amílases actuam sobre os amidos, as protéases sobre as proteínas, as lípases sobre as cadeias de gorduras). Além disso, *algumas enzimas actuam em ambiente ácido e outras só em ambiente alcalino.*

Por isso é evidente que, combinando alimentos pouco compatíveis, se coloca em risco a sua digestão.

Alimentos proteicos e amiláceos

As proteínas necessitam de um ambiente ácido, por isso, ao digeri-las, o estômago produzirá mais ácido clorídrico. Por sua vez, os hidratos de carbono têm uma pré-digestão na boca e requerem um ambiente alcalino no estômago. *Se no estômago se criar um ambiente ácido necessário para iniciar a digestão das proteínas, a digestão dos hidratos de carbono é interrompida* e ficam à espera de passar ao intestino delgado, em que os sucos pancreáticos farão com que encontrem o ambiente alcalino adequado. Na prática, isto quer dizer que, por exemplo, a massa com ragu, um prato saboroso e clássico, prolonga consideravelmente o processo digestivo e pode provocar dilatações abdominais e fermentações.

Vários alimentos proteicos

É frequente que na mesma refeição estejam presentes dois ou três alimentos proteicos de origem diferente. Pode tratar-se de um pedaço de queijo no final da refeição, depois de ter comido a carne ou o peixe, ou de pratos elaborados, como o rolo de carne.

O problema da presença simultânea de alimentos proteicos diferentes na mesma refeição reside no facto de o nosso estômago produzir sucos gástricos em períodos vários e com composições diversas conforme o tipo de proteína que tem de digerir.

Uma combinação particularmente prejudicial é a da carne com o leite. Com efeito, o leite, em contacto com a acidez do estômago, coagula, encerrando no interior do coágulo fragmentos de carne que, assim protegidos, não entram em contacto com o suco gástrico e não são digeridos, atravessando o intestino sem serem digeridos.

Bebidas, alimentos ácidos e amiláceos

Os amidos, que começam a ser digeridos no ambiente alcalino da cavidade bucal, não sofrem qualquer digestão se acompanhados por uma bebida que acidifique esse ambiente. Limão, vinagre, fruta ácida como o ananás, as cerejas, os morangos e os sumos de fruta não são digeridos na presença de hidratos de carbono.

Bebidas, alimentos ácidos e proteicos

Os alimentos proteicos são digeridos num ambiente ácido e, por isso, poderia pensar-se que não são perturbados pela acidez das bebidas. Na realidade, tal não acontece. O estômago é regulado por um mecanismo que, se o ambiente do estômago já fôr ácido, não segrega ácido clorídrico. Porém, somente este ácido activa a enzima responsável pela digestão das proteínas. Por isso, em presença de outros ácidos, as proteínas não são digeridas.

Uma refeição adequada?

Tendo em consideração as regras das combinações alimentares correctas, apercebemo-nos do modo como se altera a nossa digestão quando nos levantamos da mesa depois de ter consumido aquilo que muitos consideram uma refeição normal e adequada: massa, carne com acompanhamento, fruta e talvez um pouco de queijo e um doce para satisfazer o palato.

As combinações mais saudáveis não são menos saborosas. Trata-se de uma questão de hábito. Por exemplo, combinar cereais e legumes, num prato de massa e feijão ou de arroz com ervilhas, é muito saboroso. São também apetitosas as combinações de peixe, carne e ovos com verduras de todos os géneros.

Seria preferível consumir fruta entre as refeições e não no final destas.

Se se seguirem estas regras de alimentação correcta para uma boa digestão, podemos permitir-nos, por exemplo, num dia de festa, aquelas excepções que um organismo são e equilibrado pode perfeitamente suportar sem sofrer danos.

A Digestão Saudável

Açúcar, fruta, alimentos amiláceos e proteicos

Os alimentos doces como o açúcar e o mel têm uma acção inibidora da secreção gástrica e da mobilidade do estômago, tornando difícil a digestão dos outros alimentos.

A fruta merece uma explicação mais detalhada. A sua composição à base de açúcares simples faz com que não seja necessária nenhuma intervenção digestiva desde a boca até ao intestino, onde são directamente absorvidos. *Se se comer somente fruta, o período de digestão é muito curto. Se, pelo contrário, for ingerida com outros alimentos, tem de esperar que todos os outros alimentos sejam digeridos* antes de ser absorvida pelo intestino delgado. Assim, permanece no estômago durante muito tempo, originando fermentações que afectam também os restantes alimentos.

Gorduras e alimentos proteicos

Comer carne, peixe ou ovos com manteiga ou natas atrasa consideravelmente a digestão, dado que as substâncias gordas inibem a secreção ácida do estômago e diminuem a sua mobilidade. O mesmo acontece, em menor escala, com o óleo.

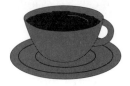

O horário das refeições

- **O período entre as refeições**
- **Os horários e as hormonas**

O horário das refeições é importante para uma boa digestão. Como todos os aparelhos do corpo, também o digestivo tem o seu ritmo biológico que deve ser respeitado.

O período entre as refeições

A digestão representa um trabalho considerável, por isso é indispensável que o organismo repouse entre uma refeição e outra. Este mecanismo foi compreendido pelos povos anglo-saxónicos e do norte da Europa, que fazem uma refeição abundante ao pequeno-almoço, não só para adquirirem a energia necessária para enfrentar o dia, mas também porque o organismo está bem repousado após uma noite de sono e pronto para digerir alimentos.

Fazem o contrário, e erram, os povos mediterrânicos, cujo pequeno almoço consta de uma chávena de café ou chá, acompanhada quando muito por umas bolachas ou um bolo.

O ritmo de vida marcado pela actividade laboral origina situações problemáticas, pois impõe um tempo reduzido

A Digestão Saudável

para a pausa de almoço e atrasa o jantar, tornando-se esta a refeição principal porque é a única feita em casa e aquela em que geralmente se reúnem em volta da mesa todos os membros da família.

O aspecto mais negativo prende-se com o facto de, *por volta das sete da noite, a actividade digestiva do intestino passar a ser mínima* e a absorção dos produtos da digestão ser obviamente retardada e alterada. Acresce que, se esta ingestão tardia de alimentos for abundante e a sua composição errada, dá-se uma decomposição do conteúdo intestinal devida à fermentação originada por fruta, verdura, alimentos e bebidas de conteúdo açucarado, enquanto as proteínas alimentares sofrem um fenómeno de putrefacção, provocando gases e toxinas de decomposição, com uma acção tóxica sobre o organismo.

Deve ter-se em consideração que até o jantar mais correcto do ponto de vista dietético pode ser realmente indigesto se for ingerido a horas tardias.

Come-se demasiado depressa

Se mastigarmos bem o que comemos, permitimos que o mecanismo da saciedade regule e reduza a ingestão de alimentos.

A saciedade depende de estímulos complexos de ordem mecânica (da boca e do estômago), de ordem química (como o nível de glicose no sangue), e de ordem térmica (atingir a temperatura ideal para o corpo). Estes estímulos, conjugando-se a nível cerebral, proporcionam aquela sensação de bem-estar que se alcança num dado momento da refeição. Quando esse sinal nos é dado, ingerir mais alimentos torna-se unicamente uma fonte de mal-estar físico (peso no estômago, náuseas).

Porém, qualquer mecanismo tem necessidade de alguns minutos para ser activado e, se não lhe concedermos esse tempo e continuarmos a comer apressadamente, quando o sinal é captado, já comemos demasiado e nada podemos fazer a não ser lamentar o sucedido.

O horário das refeições

Se se mantiverem hábitos errados, pouco a pouco o intestino converte-se numa fonte de toxinas, a evacuação torna-se difícil e consequentemente os resíduos metabólicos expulsos com as fezes permanecem mais tempo no organismo. O equilíbrio da flora bacteriana, tão importante para o bem-estar do organismo, altera-se por completo e depois é difícil reconstituí-lo.

Inicialmente, os sintomas das disfunções provocadas por estes maus hábitos são ligeiros (meteorismo, flatulências, cãibras intestinais), mas podem tornar-se crónicos e originar patologias mais sérias, como por exemplo o cólon espástico.

Além disso, sendo o intestino muito importante do ponto de vista imunológico, podem verificar-se alterações do sistema imunitário, diminuindo a resistência às infecções bacterianas (cistites, rinites) e uma maior predisposição para alergias.

Os horários e as hormonas

Outro aspecto a considerar é a escolha dos alimentos a ingerir de acordo com a hora, que não influi directamente na função digestiva, mas sim nas principais hormonas que regulam o nosso metabolismo e a assimilação dos alimentos.

A massa e o pão fazem aumentar o nível de insulina, a carne e o peixe fazem aumentar a hormona do crescimento (GH). No caso da massa, a insulina faz com que o nosso organismo acumule açúcar (glicogénio). Esta acumulação é equilibrada por outra hormona chamada cortisol, que faz derreter o glicogénio acumulado. O cortisol, ao contrário da insulina que está sempre disponível, sofre variação durante o dia. Aumenta de manhã e começa a diminuir depois do meio-dia, ao fim do dia encontra-se em níveis muito baixos e durante a noite atinge o valor mínimo. Por conseguinte, o cortisol consegue equilibrar a acumulação da insulina se um prato de massa for ingerido até às duas da tarde, de outro modo é armazenado sob a forma de gordura.

A Digestão Saudável

Os alimentos proteicos como o peixe, os ovos e a carne, para serem assimilados, necessitam da hormona do crescimento num nível significativo. Esta hormona aumenta de noite e, por isso, consumir carne ou peixe à noite é um bom hábito alimentar, desde que o modo de preparação seja leve (no forno, envolto em folha de estanho ou na chapa).

COMO TRATAR-SE

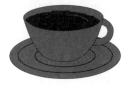

As patologias do aparelho digestivo

- **As aftas**
- **Os cálculos biliares**
- **As hemorróidas**
- **Os sintomas a observar**
- **A doença celíaca**
- **A doença de Crohn e a colite ulcerosa**
- **A síndrome do cólon irritável**
- **A úlcera**
- **A gastrite**
- **As alergias e as intolerâncias alimentares**

As aftas

As aftas são pequenas ulcerações dos lábios, das bochechas, da língua e da mucosa da boca. Podem ser de cor branca ou acinzentada e reconhecem-se também pela dolorosidade que torna a mastigação difícil. Têm uma duração que vai de seis a catorze dias. As aftas são uma patologia muito comum, que atinge cerca de 20% da população. *Os factores que as desencadeiam são o stress, as alergias alimentares e as carências nutricionais.*

Os cálculos biliares

Os cálculos biliares são pequenas "pedrinhas" existentes na coleciste ou vesícula biliar, que se formam devido à solidificação da bílis. Podem ser cálculos de colesterol puro, cálculos de bilirrubinato de cálcio e cálculos mistos. Podem não ser incómodos, ou seja, não se fazer sentir durante anos, ou então dar sintomas muito genéricos, como uma sensação de peso no estômago depois da refeição e dificuldades digestivas, até chegar ao sintoma evidente da cólica biliar, ou seja, uma dor

A Digestão Saudável

forte na parte superior do abdómen, que pode estender-se às costas. Se o cálculo obstruir o canal biliar, aparece a icterícia, que se manifesta por uma cor amarelada, primeiro dos olhos e a seguir da pele. Se ocorrer uma inflamação da vesícula biliar pode aparecer febre. Em caso de cólicas repetidas, pode ser necessária uma intervenção cirúrgica, realizada actualmente com mais frequência por meio de técnicas endoscópicas.

Uma alternativa à intervenção cirúrgica é a *litotripsia*, feita com ondas de choque que fragmentam os cálculos. Por vezes, pode ser suficiente um tratamento médico.

Os cálculos biliares podem determinar, como já referimos, complicações de vários tipos, de carácter inflamatório (colecistite) ou obstrutivo (obstrução do canal biliar), que podem exigir uma intervenção cirúrgica.

O diagnóstico faz-se através de ecografia hepatobiliar, colecistografia e, em caso de dores hepáticas, por meio de análises ao sangue que detectam um aumento das enzimas do fígado.

As hemorróidas

As hemorróidas são dilatações venosas superficiais do canal anal (hemorróidas *internas*) ou na proximidade do orifício anal (hemorróidas *externas*). Podem causar prurido, dor e sangramento do recto.

As hemorróidas externas são, em geral, assintomáticas, excepto se se verificar uma trombose, que se manifesta por meio de dores intensas e uma massa violácea que é visível no orifício anal. As hemorróidas internas podem provocar sangramento não doloroso e por vezes prolapsos, que podem ser recolhidos manualmente ou de outro modo.

A gastrite

Há várias doenças inflamatórias da mucosa gástrica com este nome. Manifestam-se de forma aguda ou crónica e são caracterizadas por sintomas extremamente variáveis.

As gastrites crónicas têm causas diversas, por vezes até auto-imunitárias, isto é, devidas a um funcionamento errado

As patologias do aparelho digestivo

do sistema imunitário, que produz anticorpos contra o próprio organismo. Os sintomas são digestão lenta, sonolência após as refeições e náuseas.

A *gastrite aguda* apresenta como sintomas náuseas, falta de apetite, vómitos, sensação de tensão gástrica e cãibras. A forma mais frequente de *gastrite aguda* é a *hemorrágica*, que pode ter causas diversas: o *stress* (pós-operatório, traumático, devido a queimaduras), fármacos (anti-inflamatórios, corticóides, ácido acetilsalicílico), infecções, alergias, o consumo excessivo de bebidas alcoólicas e nicotina. O diagnóstico é feito através da endoscopia ao estômago e, em alguns casos, da biópsia.

A doença celíaca

A doença celíaca, ou morbo celíaco, *é provocada pela incapacidade de absorver o glúten*, ou seja, a mistura de proteínas presentes no trigo, no centeio, na cevada, na aveia e, naturalmente, nos produtos derivados, como a farinha e as massas. A origem da doença celíaca ainda hoje não está esclarecida e diversos factores são apontados como causa provável. No entanto, parece estar ligada a factores genéticos.

Em geral, este distúrbio é diagnosticado até aos três anos de idade. O sintoma principal é a diarreia, acompanhada de sintomas mais genéricos como um crescimento insuficiente da criança, o abdómen dilatado e doloroso, palidez provocada pela anemia, variações do humor, falta de apetite e vómitos.

A doença de Crohn e a colite ulcerosa

A doença de Crohn e a colite ulcerosa têm muitas características comuns. São doenças inflamatórias do intestino caracterizadas por uma inflamação recorrente de zonas intestinais específicas que provocam dores abdominais, diarreia e perda de peso.

A *doença de Crohn* é caracterizada por ulcerações e estreitamento cicatricial do canal intestinal, que pode afectar qualquer segmento do aparelho digestivo, mas com graus de intensidade diferentes. As partes mais atingidas são a zona terminal do íleo, o jejuno e o cólon. O ceco, a cavidade bucal, o estômago, o duodeno e o recto não são tão afectados.

A *colite ulcerosa*, pelo contrário, atinge inicialmente o recto, depois as zonas proximais e afecta apenas o cólon.

As causas das doenças inflamatórias intestinais podem ser a predisposição genética, os agentes infecciosos, as anomalias imunológicas e o regime alimentar. Existem ainda outras hipóteses mistas, que envolvem os mecanismos psicossomáticos, vasculares e traumáticos. A incidência da doença de Crohn está a aumentar nas sociedades ocidentais, em que o tipo de alimentação adoptado determina uma alteração do ambiente intestinal que desencadeia a doença nos indivíduos com predisposição.

A síndrome do cólon irritável

A síndrome do cólon irritável manifesta-se principalmente de três maneiras: *uma forma espasmódica* que causa obstipação e dor, *outra forma cujos sintomas são* diarreia, por vezes aquosa, dores, meteorismo, ruídos abdominais semelhantes a um borbotão e a sensação permanente de precisar de defecar, e *uma terceira forma, um misto das duas primeiras*. As cãibras abdominais desaparecem com a emissão de gases ou de fezes. Nesta síndrome, há alteração do movimento intestinal, na medida em que a musculatura da parede do intestino não consegue manter os movimentos peristálticos normais (movimentos do intestino que empurram as fezes para o ânus).

As causas desta doença não foram ainda determinadas por completo, mas pensa-se que possam depender do *stress*, de intolerâncias alimentares e de alterações da flora bacteriana.

O diagnóstico é feito através de exame clínico, análise das fezes, radiografia do intestino e exame endoscópico do cólon. Estes exames permitem excluir patologias mais sérias como a diverticulose (presença de divertículos, uma

As patologias do aparelho digestivo

espécie de bolsas na parede intestinal), a colite ulcerosa e os tumores.

A úlcera

A úlcera péptica é uma lesão da mucosa do estômago ou do duodeno ou, raramente, do esófago. Na origem da úlcera gástrica está um defeito do mecanismo de protecção da mucosa. Na úlcera duodenal há um aumento da secreção da pepsina e dos ácidos gástricos no duodeno. A causa da úlcera no esófago pode ser o refluxo esofágico, isto é, o retorno do ácido do estômago ao esófago.

As causas da úlcera podem ser uma infecção por parte da bactéria *Helicobacter pylori*, uma alimentação errada, um defeito mecânico-funcional. Porém, o que propicia em grande medida o aparecimento da lesão é sobretudo o sistema nervoso que, sob *stress*, aumenta as secreções do estômago através da excitação do nervo vago, que influencia a produção de três substâncias: a gastrina, a acetilcolina e a histamina.

A *úlcera gástrica* é caracterizada por uma cãibra no estômago com sensação de fome, acompanhada de náuseas e, por vezes, de vómitos, que cessa por um breve período (de meia hora a hora e meia, sensivelmente) se se ingerir alimentos, e depois regressa. Os sintomas aumentam na Primavera e no Outono.

A *úlcera duodenal* tem uma incidência quatro vezes maior do que a úlcera gástrica. Os sintomas são os mesmos, mas o bem-estar que se sente depois de uma refeição dura muito mais (cerca de quatro horas). Diagnostica-se por meio do exame endoscópico gastro-duodenal, da radiografia gastro-duodenal e da biópsia.

Os sintomas a observar

Quase todas as patologias do aparelho gastrintestinal são caracterizadas por uma sintomatologia comum: mau hálito, dores abdominais, náuseas, vómitos, meteorismo, obstipação e diarreia.

A Digestão Saudável

O mau hálito

O mau hálito pode ser provocado pela boca (gengivite, cárie dentária) ou por disfunções mais profundas relacionadas por exemplo com uma má digestão com consequente fermentação dos alimentos ou, a nível intestinal, com uma redução da absorção com putrefacção dos alimentos. Contudo, a primeira causa é a mais frequente.

As náuseas e os vómitos

O vómito liberta o organismo das substâncias nocivas ingeridas ou das toxinas produzidas durante uma doença ou por fármacos, mas pode ter outras causas não dependentes dos alimentos, como a tensão nervosa, hemicrania, choque, distúrbios do ouvido interno (labirintite) ou alterações hormonais fisiológicas em si mesmas, como a gravidez. Os movimentos (cinetose) de uma viagem de automóvel, de avião, de barco ou, menos frequentemente, de comboio também podem provocar náuseas e vómitos. Se o vómito for de origem alimentar, é necessário abster-se de comer alimentos sólidos durante 24 horas, ingerindo, no entanto, líquidos.

O meteorismo

O termo meteorismo indica a emisão excessiva de ar pela boca ou pelo ânus, associada a uma sensação de tensão abdominal.

Manifesta-se quando há problemas digestivos (por exemplo, uma redução da mobilidade do estômago que leva à estagnação e, por conseguinte, à fermentação dos alimentos por parte de algumas bactérias), quando se consomem bebidas gasosas ou alimentos pouco digeríveis ou se se combinarem os alimentos de modo errado. Para prevenir o meteorismo, deve comer-se lentamente, mastigando bem os alimentos, e corrigir-se o regime alimentar, excluindo os alimentos que determinam, em cada caso, um agravamento dos sintomas.

As patologias do aparelho digestivo

A diarreia

A diarreia denuncia em geral um ligeiro distúrbio funcional, mas pode também ser o indício de uma doença grave. Com efeito, as causas da diarreia podem ser infecções e inflamações intestinais, estados emocionais, disfunções do pâncreas e do fígado, intolerâncias alimentares e o uso de fármacos.

A obstipação

A obstipação, ou prisão de ventre, é sinal de pouca mobilidade intestinal. As fezes imobilizam-se demasiado tempo no intestino, de modo que a mucosa intestinal tem tempo de absorver-lhes a água e elas endurecem. A obstipação provoca alteração da flora bacteriana.

A dispepsia

Dispepsia é o nome que se dá a um conjunto de distúrbios abdominais que se manifestam após as refeições e que incluem sintomas como dor epigástrica, tensão, sensação de peso e de saciedade precoce, ardores, regurgitação, arrotos, náuseas, dor de cabeça e sonolência. São sintomas incómodos, mas não necessariamente sinais de alterações orgânicas.

As alergias e as intolerâncias alimentares

As alergias e as intolerâncias fazem parte de um grupo de doenças e distúrbios que a Sociedade de Alergologia dos Estados Unidos definiu como "reacções adversas aos alimentos".
Dentro deste grupo reconhecem-se diversas categorias:
◆ As *alergias alimentares*, que se manifestam por uma reacção quase imediata (por exemplo, urticária) ao alimento ingerido, e que se devem a uma resposta desadequada do sistema imunitário.
◆ As *pseudoalergias*, determinadas por défices enzimáticos, ou seja, pela carência das enzimas específicas para

53

digerir algumas substâncias. Um exemplo é a falta da lactase, enzima necessária para a digestão do leite, que se manifesta por vómitos e diarreia.

♦ As *hipersensibilidades*, determinadas pela reacção a alguns alimentos (por exemplo chocolate, vinho, queijos fermentados) que provocam a emissão de histamina, o mesmo mediador químico que se liberta nas manifestações de alergia. Provocam dores de cabeça e outros distúrbios.

♦ as *reacções tóxicas*, estados de envenenamento devidos à ingestão de alimentos que contêm venenos (como alguns tipos de cogumelos) ou que se tornaram tóxicos por estarem estragados (como os alimentos contaminados pela bactéria *Clostridium botulinum*, que provocam uma intoxicação gravíssima chamada botulismo);

A observação da língua na medicina chinesa

A observação da língua na medicina tradicional chinesa é muito importante porque, segundo esta visão da medicina, todos os órgãos e vísceras estão em relação directa ou indirecta com a língua, no quadro de uma correspondência precisa entre "o interior e o exterior do homem". A língua é analisada pela sua forma, mobilidade, cor e consistência à palpação.

A língua normal apresenta-se ligeiramente vermelha, húmida, brilhante, macia e móvel. Se, pelo contrário, a língua está demasiado vermelha é sinal de calor interno excessivo (o que, traduzido para a nossa medicina, significa inflamações). No entanto, conforme a parte da língua que está mais ou menos vermelha, a medicina chinesa indica-nos qual o órgão doente. A ponta avermelhada indica doença cardíaca, logo a seguir à ponta temos o pulmão, na parte central da língua estômago e baço, lateralmente fígado e vesícula biliar, e na parte mais profunda, próxima da epiglote, o rim, a bexiga e o intestino.

♦ as intolerâncias alimentares, que têm sintomas menos específicos do que os das intoxicações e das alergias (dor de cabeça, sensação de fraqueza ou, pelo contrário, hiperactividade, distúrbios digestivos, cistites recorrentes, artrites, eczemas, depressões ou humor instável) e que só se identificam quando, eliminando por completo um alimento da dieta quotidiana normal, os sintomas desaparecem.

Os distúrbios alimentares acima descritos tornaram-se hoje mais frequentes porque o nosso aparelho imunitário está debilitado pelo consumo de alimentos que conservam vestígios de adubos, antiparasitas, hormonas e antibióticos.

Os diagnósticos

O diagnóstico da alergia é realizado através dos testes alergológicos comuns (teste de Prick, dosagem das imunoglobulinas IgE, exame Rast).

Existem outros testes de diagnóstico para determinação das intolerâncias alimentares que não são reconhecidos como métodos científicos de diagnóstico.

Um sistema simples para descobrir as intolerâncias alimentares é a *dieta de rotação*, que consiste em comer só alguns alimentos e alterná-los de três em três ou de quatro em quatro dias, repetindo o ciclo completo duas ou três vezes. Deste modo, consegue-se em muitos casos relacionar os sintomas com um determinado alimento.

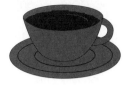

A alimentação terapêutica

- **Um regime alimentar para cada problema**

Um velho adágio chinês diz: "Se a vida vem do estômago, a doença não pode vir senão dele". O grego Hipócrates (c.460 - c.370 a.C.), considerado o pai da medicina ocidental, afirmava que a comida era o remédio para todas as doenças, pois o organismo adoecia e curava-se devido ao que comia.

Com efeito, o organismo retira a energia necessária para as suas funções vitais da alimentação e assim se explica porque é que o bom funcionamento do aparelho digestivo e a alimentação estão intimamente relacionados e interagem mais acentuadamente do que outros órgãos. Uma alimentação incorrecta tem como consequência alterações funcionais e orgânicas prejudiciais para o tubo digestivo.

Muitas vezes as pessoas que têm problemas funcionais, ou seja, cujos órgãos funcionam mal (por exemplo, um estômago que digere lenta e penosamente) mas não estão danificados (por exemplo, uma inflamação ou uma úlcera), atribuem a alimentos específicos a causa dos seus distúrbios e retiram por completo esses alimentos da sua dieta, sem se darem conta de que assim podem incorrer em patologias de carência de nutrientes. Outras pessoas, por seu lado, subvalorizando o papel da dieta na prevenção das doenças do aparelho digestivo, mantêm maus hábitos alimentares e provocam, ou agravam, alguma lesão nos órgãos deste aparelho.

Um regime alimentar para cada problema

As patologias, tanto funcionais como orgânicas, necessitam de uma dieta que varie conforme o fim que se pretende alcançar. Há dietas que se limitam a reduzir ou a excluir alguns alimentos e outras, muito mais rigorosas, que são consideradas arriscadas.

Todas as dietas terapêuticas devem ter em conta a fisiologia da digestão em todos os seus aspectos, as exigências psico-físicas do visado, a facilidade de encontrar no mercado certos alimentos sazonais e a eventual presença simultânea de diversas patologias na mesma pessoa.

Para manter uma actividade gastrintestinal regular, ou para a corrigir se já sofre de disfunções, é preciso ter em atenção as modificações que se querem obter em relação às funções específicas. Por exemplo:

• controlar e equilibrar a actividade motora do aparelho gastrintestinal, acelerando-a ou abrandando-a conforme o distúrbio ou a patologia;

• controlar e equilibrar a actividade das secreções gastrintestinais, pancreáticas e hepáticas;

• controlar e equilibrar a flora bacteriana intestinal e os gases intestinais;

• controlar e equilibrar os estímulos nervosos e hormonais que regulam a sensação de fome e de saciedade.

Para as aftas

Uma das causas mais frequentes das aftas é a carência de ferro, de derivados de ácido fólico ou de vitamina B12.

A alimentação terapêutica

O alimento mais indicado para suprir uma carência de ferro e vitamina B12 é o fígado. Quem não gosta de fígado, pode encontrar no mercado extractos de fígado hidrolisados (isto é, líquidos).

Também as hortaliças de folha verde contêm ferro e, além disso, são ricas em ácido fólico. Outros alimentos ricos em ferro são os feijões secos, os alperces secos, a fruta seca em geral, os moluscos, a carne magra.

O mais poderoso estimulante da absorção do ferro é a vitamina C, contida por exemplo nos citrinos. Pelo contrário, muitos alimentos e bebidas (farelo de trigo, gema de ovo, chá, café) contêm substâncias que inibem a absorção do ferro. Também alguns medicamentos, como os antiácidos para a gastrite e os integradores de cálcio, podem reduzir a absorção de ferro.

Para os cálculos biliares

Uma das causas da formação de cálculos biliares é uma alimentação pobre em fibras. Está cientificamente demonstrado que *uma dieta vegetariana reduz a incidência de cálculos biliares*, ao passo que as proteínas animais (por exemplo, a caseína, contida nos lacticínios) favorecem a sua formação.

Um suplemento de vitamina C pode ajudar a reduzir os níveis de colesterol presentes na bílis. Particularmente eficazes são o sumo de limão, a chicória, a endívia e as alcachofras.

Para as hemorróidas

Para prevenir e também para tratar as hemorróidas, é *importante uma alimentação rica em fibras*. Uma dieta com muitas verduras, fruta, leguminosas e cereais estimula as evacuações regulares com fezes macias, volumosas e fáceis de expelir. Para reduzir o esforço da defecação podem também usar-se compostos naturais, como as cascas das sementes de *pulicária* e a goma guar, que têm ligeiras propriedades laxantes porque atraem água, aumentando assim o volume das fezes que se tornam menos duras e mais fáceis de expelir.

Para a gastrite

Para reduzir a acidez gástrica, *recomenda-se uma dieta leve à base de arroz, leite, peixe, frango e cereais*, em pequenas refeições regulares. Excluem-se os alimentos gordos e os fritos, as refeições pesadas, o consumo excessivo de bebidas alcoólicas, o café, o chá, as especiarias e os alimentos muito ácidos.

Recomenda-se também beber pouco durante as refeições e evitar o fumo, pois a nicotina aumenta a produção de ácidos gástricos.

Outro elemento a que se deve dar especial atenção é à presença, nos alimentos, de aditivos que possam irritar a mucosa.

Para a doença celíaca

A doença celíaca é causada pelo efeito nocivo exercido pelo glúten (e em especial por um dos seus componentes, a *gliadina*) sobre a mucosa do intestino delgado. Em tempos, pensava-se que o efeito se devia à falta de enzimas digestivas, mas estudos mais recentes tendem a atribuí-lo a uma reacção imunitária.

A terapia consiste em excluir da dieta todos os alimentos que contenham glúten: farinha de trigo, aveia, centeio, cevada e os produtos alimentares confeccionados com estes cereais, a não ser que tenham sido submetidos a processos especiais para lhes eliminar o glúten.

Deverá ter-se em consideração que *muitos produtos alimentares contêm glúten como estabilizador*, daí a importância de ler atentamente os rótulos das embalagens de alimentos como a massa, o pão, os bolos, as bolachas e todo o género de alimentos cozidos que contenham farinha.

A alimentação das pessoas afectadas pela doença celíaca deve incluir verduras frescas, batatas, feijões e outros

A alimentação terapêutica

legumes frescos ou secos, fruta, nozes, ovos, carne fresca, peixe fresco, queijo, mel e compota. Além disso, também podem consumir farinha de milho. O leite é um alimento permitido, embora a princípio possa ser mal tolerado devido à presença frequente, nas pessoas afectadas por esta doença, de uma deficiência concomitante da enzima lactase.

Para a doença de Crohn e a colite ulcerosa

Os aspectos nutricionais são de particular importância no tratamento das doenças inflamatórias intestinais. Em primeiro lugar, parece que certos factores alimentares podem desencadear a doença. Em segundo lugar, é frequente a subnutrição nos portadores desta doença.

É possível que as pessoas afectadas por doenças inflamatórias intestinais gozem de boa saúde, recorrendo a restrições alimentares. Aconselha-se, por exemplo, que evitem a carraguina, um adensante obtido a partir de algas vermelhas e muito usado na indústria alimentar, em particular nos derivados do leite, como o gelado, o iogurte e o queijo fresco, que não é perigoso para as pessoas sãs mas pode sê-lo para quem sofre de inflamações intestinais.

Outros factores propiciatórios parecem ser o abuso de açúcares refinados e a redução das fibras alimentares. A alimentação deve, pois, ser rica em alimentos vegetais que contenham quantidades apreciáveis de fibras.

A doença de Crohn e a colite ulcerosa impedem uma absorção normal das substâncias nutritivas a nível intestinal e são frequentemente causa de subnutrição. Esta, por seu lado, contribui para o agravamento da doença. Por isso é aconselhável que o doente tome suplementos de zinco, cálcio, ferro, magnésio, vitaminas A, C, D, B12 e derivados do ácido fólico.

A ingestão de ácido araquídico (contido nos alimentos de origem animal) deve ser reduzida, aumentando-se, por outro lado, os ómega-3 (ácido linoleico e ácido eicosapentenóico), presentes no óleo de linho e no óleo de peixe, que reduzem a formação de substâncias capazes de manter a inflamação (leucotrienos). Recorde-se que o sumo extraído da couve tem a propriedade de acalmar as mucosas irritadas, contribuindo, assim, para a cura.

Quando o doente estiver recuperado e os sintomas da doença se atenuarem ou desaparecerem, a dieta deve ser o mais possível variada e livre, porém, tendo sempre em conta as intolerâncias alimentares verificadas.

Para a síndrome do cólon irritável

A terapia alimentar aconselhada para esta doença consiste no aumento do consumo de fibras alimentares, principalmente das hidrossolúveis que se encontram na verdura, na fruta, no farelo de aveia, na goma guar e nas leguminosas, ao passo que o açúcar refinado (branco) deve ser reduzido ao mínimo ou eliminado.

Um alimento importante para combater os sintomas do cólon irritável é o gengibre, que é carminativo, ou seja, promove a eliminação do gás intestinal, e anti-espasmódico dado que descontrai e acalma o intestino. Pode juntar-se uma fatia de gengibre fresco a um sumo de fruta ou de vegetais.

Para a úlcera

A alimentação do doente de úlcera deve ser à base de alimentos integrais, com refeições pequenas e frequentes. Deveria começar-se com uma dieta muito ligeira à base de arroz, acrescentando gradualmente verduras cozidas, legumes e cereais.

Devem ser evitados o café, o chá, o álcool, bebidas à base de cola, caldos de carne ou em cubos, alimentos industriais com aditivos, alimentos picantes, com especiarias ou com elevado teor de acidez (como maçãs, tomates e citrinos), deve diminuir-se a quantidade de açúcar refinado, de farinha tipo 00 e de produtos que a contenham.

Os fármacos à base de ácido acetilsalicílico ou outros medicamentos anti-inflamatórios devem ser tomados só em

A alimentação terapêutica

caso de grande necessidade e nunca com o estômago vazio porque irritam a mucosa.

O extracto da couve verde é um importante anti-inflamatório e a sua ingestão diária pode levar à recuperação da lesão. Finalmente, após a cura de uma úlcera, uma dieta rica em fibras reduz a possibilidade de reincidência.

Para as náuseas e os vómitos

Náuseas e vómitos são sintomas e não doenças. Portanto, antes de consultar o médico, que determinará as causas, é preciso evitar comer alimentos sólidos, limitando-se a beber líquidos como água ou chá fraco.

Para a obstipação

Uma dieta rica em fibras alimentares aumenta a frequência e a quantidade das defecações. É particularmente eficaz o farelo de trigo, que contém fibras insolúveis e retém a água, aumentando o volume das fezes. O farelo de milho é ainda mais eficaz do que o de trigo, e o farelo de aveia é melhor tolerado pelo organismo, absorvendo as gorduras. Para obter os melhores resultados, é conveniente ingerir entre um a dois litros de água por dia.

Para o meteorismo

O gás que se forma no abdómen por vezes é consequência do ar engolido durante uma refeição ingerida à pressa, por isso comer devagar é o primeiro passo a efectuar. Outras vezes, o gás é ingerido com o consumo de bebidas gasosas e portanto basta eliminá-las. *A causa mais frequente, porém, é um defeito de digestão de determinados alimentos* que pela sua própria natureza favorecem os processos de fermentação no aparelho digestivo.

Além dos feijões, bem conhecidos por essa característica, outros alimentos podem provocar meteorismo, como os bróculos, as couves, as couves de Bruxelas, os pepinos, os pimentos verdes, as ervilhas, os rabanetes, as nozes, as

A Digestão Saudável

cebolas, os melões e as ameixas. Nem a toda a gente estes alimentos provocam meteorismo, portanto quem sofre desse mal deveria tentar perceber qual destes alimentos está na origem desse distúrbio.

Em muitos casos, é útil comer alho ou tomá-lo em cápsulas, e o médico poderá eventualmente prescrever enzimas digestivas derivadas da papaia.

Para a diarreia

Muitas vezes, uma infecção intestinal bacteriana ou viral pode danificar as células da mucosa do intestino, provocando uma carência temporária de lactase, a enzima que permite digerir o leite. É por essa razão que o leite deve ser abolido em caso de diarreia aguda.

Para solidificar as fezes, podem ser úteis as frutas e as verduras ricas em peptina, como as peras, as maçãs, as toranjas, as cenouras, as batatas e as beterrabas. Também os murtinhos frescos são eficazes para combater a diarreia.

Uma vez que com a diarreia se perdem muitos líquidos, é importante hidratar o organismo, ingerindo água natural ou sopa de legumes e sumos de fruta fresca.

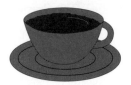

A função do jejum

- **Repouso para todo o organismo**
- **Melhorar a aparência e restaurar energias**
- **O jejum como processo de cura**
- **Despertar a mente e o espírito**
- **Como e quando praticar o jejum**
- **A idade, a saúde, a duração, a melhor altura**
- **As regras para um jejum prolongado**

Uma forma natural de conseguir ou restabelecer o bom funcionamento do aparelho digestivo pode ser o jejum. Nas civilizações orientais, o jejum foi praticado largamente e é-o ainda, como um meio para reencontrar a saúde e como via privilegiada para entrar em contacto com o divino. O filósofo grego Pitágoras estava convencido que o jejum ajudava os processos mentais e os Gregos em geral praticavam-no para purificar o corpo e aguçar a mente.

Repouso para todo o organismo

Muitas doenças típicas das sociedades desenvolvidas, entre as quais se contam as doenças próprias do aparelho digestivo, devem-se a uma sobrecarga alimentar e, de modo geral, a uma alimentação incorrecta.

Assim, o jejum pode ser utilizado como prevenção e terapia para todas as patologias relacionadas com uma alimentação incorrecta, sendo antes de mais um óptimo

A Digestão Saudável

desintoxicante para o organismo. Ao mesmo tempo, o jejum permite ao corpo mobilizar os seus mecanismos de defesa para combater as doenças, uma vez que as suas energias não estão ocupadas com o trabalho digestivo. Na verdade, o jejum não deve ser entendido como um tratamento, mas sim como um período de repouso para o sistema digestivo e para todos os outros, como o cárdio-circulatório, o respiratório e o urinário, responsável pela eliminação das excreções.

Durante esse repouso, a energia do organismo pode estar ocupada com a desintoxicação ou, em caso de doença, com o processo de cura. Com efeito, o organismo dispõe de recursos para se curar, pois a cura é um processo biológico, uma função da vida exactamente como respirar.

Melhorar a aparência e restaurar energias

Normalmente, quem pratica o jejum depressa se dá conta da diferença entre ir passando bem e sentir-se realmente bem. Ao contrário do que se poderia pensar, durante o jejum, por exemplo, não se tem fome, uma vez que o palato deixa de estar sujeito aos estímulos contínuos que resultam da ingestão de alimentos, da recordação da refeição anterior e da prelibação da que se segue.

O jejum pode tornar-se um óptimo método para atingir e manter o peso ideal, sobretudo nos casos em que é muito difícil controlar a fome. Quando as pessoas se dão conta de que praticando o jejum não só se perde peso como se melhora a aparência (a pele torna-se mais luminosa, os olhos mais brilhantes) e se adquire uma considerável energia física e psíquica, tendem a adquirir uma maior auto-estima e, consequentemente, também uma maior força de vontade.

Juntamente com o restabelecimento da boa forma corporal, com o jejum obtêm-se efeitos benéficos noutros mecanismos fisiológicos, como o sono (a insónia desaparece) e a ansiedade (tem-se um extraordinário efeito relaxante sobre o sistema nervoso), e de modo geral todas as funções corporais se regularizam, incluindo a digestão e a actividade intestinal.

A função do jejum

O jejum como processo de cura

Muitas vezes, quando se nos apresenta uma sensação incómoda de enchimento e de peso no estômago, pode ser a altura de eliminar algumas refeições para permitir que o organismo reencontre o seu próprio equilíbrio. Quando estamos doentes, se os nossos hábitos não nos tornassem por vezes insensíveis a tudo o resto, o próprio organismo saberia indicar-nos a via do jejum através de uma repulsa instintiva pela comida. Com efeito, acontece frequentemente que quem tem gripe ou febre, talvez acompanhada de náuseas, prefereria recusar a comida. Em vez disso, come de má vontade, cedendo ao hábito ou à insistência dos familiares, convencidos de que o alimento é necessário para combater a doença. Seria porém muito mais razoável, nesses casos, esperar que o corpo desse sinal da necessidade de alimento, durante a recuperação.

A mesma coisa, de resto, acontece com os jejuns prolongados das pessoas sãs. É a sensação de fome que determina a necessidade do organismo de recomeçar a alimentar-se e, enquanto a fome não se fizer sentir, pode ter-se a certeza que a natureza forneceu amplamente a energia necessária recorrendo às provisões do organismo. Os animais sabem isto muito bem, pois quando estão doentes ou feridos procuram um lugar afastado para repousar, deixando completamente de se alimentar.

O jejum, a par do repouso, é por natureza um óptimo método terapêutico.

Aquele que é definido como o pai da medicina ocidental, o grego Hipócrates, costumava receitar o jejum para combater as doenças e este era o seu mote: cada um tinha um médico dentro de si, que só precisava de ser ajudado na sua tarefa. Seguindo frequentemente esse conselho, viveu até aos noventa anos, idade veneranda e verdadeiramente excepcional para aqueles tempos.

Despertar a mente e o espírito

O jejum é uma arma poderosa de transformação psicossomática, isto é, simultaneamente corporal, psíquica e espiritual.

A Digestão Saudável

Na visão psicossomática integral própria da moderna ciência da ecobiopsicologia, o jejum, além de ser uma prática purificadora para o corpo e para a psique, é visto também como premissa indispensável para a descoberta dos aspectos mais subtis da alma humana, para a auto-consciência.

Não é por acaso que todas as práticas religiosas de ascese, tanto orientais como ocidentais, pressupõem, no diálogo com o divino, a necessidade de uma abstenção ritual dos alimentos como prática necessária para que, com o organismo silenciado, a mente possa aceder ao fogo da transformação do espírito.

Como e quando praticar o jejum

Jejuar significa abster-se totalmente de alimentos, com excepção da água, um elemento indispensável para o nosso organismo cuja percentagem de água ronda os 60%.

O estado de jejum pode prolongar-se pelo tempo que o corpo se conseguir manter, consumindo as reservas armazenadas nos seus tecidos. A fome tem início quando essas reservas terminam, e então é necessário interromper imediatamente o jejum e reintroduzir gradualmente os alimentos.

Nunca se deve iniciar um jejum sem a orientação de um especialista na matéria. O jejum é uma técnica segura que na maior parte dos casos não comporta problemas. No entanto, um especialista está habilitado a estabelecer a duração e as modalidades do jejum segundo a idade do paciente e o tipo de doença.

Para os jejuns prolongados, ou seja, aqueles que duram enquanto não se apresentam os sintomas da fome, pode ser aconselhável dirigir-se a centros especializados. Aqui ter-se-á uma assistência médica permanente e poder-se-á praticar o jejum em grupo, facto que aumenta a motivação e torna possível levar até ao fim esse percurso com maior segurança.

A idade, a saúde, a duração, a melhor altura

Não existe um limite de idade para jejuar. No entanto, o organismo reage de forma diferente consoante a idade.

A função do jejum

Depois da meia-idade, por exemplo, considera-se que durante o jejum se devem utilizar as substâncias proteicas (o material base que constitui a pele, os músculos e os outros tecidos) em vez das gorduras, e um idoso deve tomar isto em conta antes de decidir fazer um período de jejum. Qualquer pessoa pode usar o jejum como técnica de prevenção da doença e como regra de vida. Porém, se se pretende utilizá-lo como meio de tratamento de uma doença crónica, não bastará um único período. Será necessário praticar mais jejuns espaçados no tempo. Entre as doenças crónicas que podem ser tratadas através do jejum, contam-se as do aparelho digestivo (colites, gastrites, úlceras) e as patologias alimentares, além de doenças alérgicas como a febre dos fenos e a asma.

É importante sublinhar que *não pode jejuar quem se encontra em estado de fraqueza crónica, quem sofre de doenças graves do coração e dos pulmões, quem tem cancro, principalmente do fígado ou do pâncreas, quem tem diabetes ou doenças dos rins e do sangue.* Em todos estes casos, o jejum pode ser perigoso e, de qualquer modo, é completamente inútil.

É um erro estabelecer previamente um tempo de duração da abstinência de comida. É preciso ser-se visto constantemente por pessoas competentes que saibam avaliar a evolução das condições físicas e psíquicas, pois só estas poderão indicar se o jejum pode durar dias ou semanas. Deve ter-se sempre presente que cada jejum é feito por um indivíduo específico com características particulares.

Não existe um período do ano especificamente indicado para o jejum. Não há dúvida que o Verão resolve os problemas de frio do organismo. Contudo, o jejum também pode ser iniciado nos meses de Inverno por quem tiver possibilidade de permanecer em casa, reduzindo o contacto com o exterior aos passeios diários.

Em suma, o princípio que inspira o jejum poderia ser: "Jejua quando sentes necessidade de o fazer, quando o teu

A Digestão Saudável

corpo e a tua mente o pedem". Se a alimentação tem o seu ritual, também o jejum é um rito, impregnado de significado profundo.

As regras para um jejum prolongado

O jejum prolongado, para ser saudável e não correr o risco de se tornar prejudicial, requer a observação de algumas regras. Trata-se, como é natural, de regras para os jejuns prolongados. Para um jejum de dois ou três dias, as cautelas são menores, de facto quase nulas.

• A primeira regra diz respeito ao princípio geral de que qualquer coisa que nos propomos a fazer deve ser aceite emocionalmente. O que significa que não se deve pensar em iniciar um jejum, se não se estiver profundamente convencido de que tal será benéfico e, se existirem, é preciso libertar-se de medos. Quem receia morrer de fome por praticar o jejum, passa o tempo à escuta dos próprios sintomas, vivendo num estado de alarme contínuo.

• Uma vez iniciado o jejum é necessário reduzir ao mínimo a actividade física, sensorial e mental, de modo a permitir ao organismo conservar as suas energias, sobretudo nos primeiros dias ou em caso de doença.

• É útil, porém, dar passeios longos e tranquilos ao ar livre, pois um exercício aeróbio leve faz bem ao organismo.

• É preciso ingerir mais líquidos do que o habitual. Se possível, é aconselhável beber dois litros de água por dia, optando por uma água rica em sais minerais.

• É necessário que o corpo esteja sempre bem coberto, em especial os pés. Com efeito, o corpo de quem jejua está mais sujeito à diminuição da temperatura corporal e, para combater esse fenómeno, o organismo utiliza principalmente as reservas energéticas.

• São importantes os banhos de sol que estimulam os processos regulares da vida, influindo em particular sobre o metabolismo do cálcio, sobre a utilização do fósforo e sobre a força muscular. No Verão, naturalmente, é melhor escolher as horas matinais, começando com dez minutos

A função do jejum

de exposição até chegar gradualmente aos trinta, mas sem ultrapassar os dez minutos diários se o período de jejum for superior a vinte dias.
 • É preciso fazer duches tépidos com frequência, para ajudar a pele a eliminar as toxinas, evitando, contudo, banhos quentes e longos, saunas e também duches demasiado frios, que implicam um maior dispêndio de energias e podem causar doenças súbitas.

Nos primeiros dias, é possível que se sintam náuseas, tonturas ou dores de cabeça, mau hálito e a língua coberta por uma película branca, enquanto a urina pode tornar-se escura. São sinais de que o "tratamento" começa a funcionar. Nos jejuns muito longos, por volta do vigésimo quinto dia, a língua volta a mostrar-se limpa, o hálito fresco, a urina límpida e podem voltar os sintomas da fome. É altura de voltar a alimentar-se. Começa-se gradualmente, com pequenas refeições ligeiras. Nos três primeiros dias é aconselhável limitar-se à fruta e às verduras, para depois começar a introduzir gradualmente as proteínas.

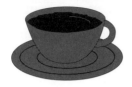

Os medicamentos de venda livre

- **Para a gastrite**
- **Para a síndrome dispéptica**
- **Para a aerofagia e o meteorismo**
- **Para a obstipação**
- **Para a diarreia**

Consideram-se medicamentos de venda livre ou, então, designam-se pela sigla inglesa OTC (*Over The Counter*: "ao balcão"), os fármacos que podem ser comprados sem receita médica e que constituem os meios tradicionais da automedicação.

Os medicamentos de venda livre estão cada vez mais difundidos nos países desenvolvidos, onde se supõe que haja também um elevado desenvolvimento cultural da população e uma maior difusão e facilidade de obter informações respeitantes à automedicação, de maneira que é razoável permitir ao cidadão gerir autonomamente parte das suas patologias menores, com a ajuda eventual do farmacêutico mas prescindindo da do médico.

Principalmente no que diz respeito aos distúrbios do aparelho digestivo, são vários os medicamentos de venda livre disponíveis, e entre eles o farmacêutico poderá escolher de acordo com a sintomatologia do doente, a não ser que ela seja tão intensa que exija a intervenção do médico assistente.

A Digestão Saudável

Para a gastrite

No caso da gastrite, ou seja, uma inflamação da mucosa gástrica, um bom farmacêutico deveria em primeiro lugar informar-se acerca dos medicamentos que o paciente está a tomar ou já tomou. Com efeito, a gastrite pode ser causada pelo uso de anti-inflamatórios não-esteróides, corticóides ou outras substâncias presentes em diversos fármacos. Nesse caso, o conselho do farmacêutico pode ser simplesmente tomar o fármaco de modo diferente, por exemplo com o estômago cheio e não em jejum. Se o caso apresentar maior gravidade, o farmacêutico deve aconselhar o paciente a dirigir-se ao médico, para eventuais alterações do tratamento.

Também uma alimentação demasiado abundante ou condimentada e o consumo excessivo de nicotina, álcool e café podem provocar o aparecimento de ardores gástricos dolorosos. O farmacêutico, então, sugerirá ao paciente a moderação e, eventualmente, fornecer-lhe-á um tratamento à base de protectores gástricos ou de antiácidos.

Os antiácidos

Muitos medicamentos de venda livre contêm princípios activos contra a acidez de estômago, como o hidróxido de magnésio, o hidróxido de alumínio, o bicarbonato de sódio e o carbonato de cálcio. Trata-se de compostos básicos que neutralizam o ácido. A sua eficácia é potenciada pela presença de alimentos no estômago, no entanto não é muito significativa nem de longa duração (duas horas no máximo).

Habitualmente, nos medicamentos estão associados dois ou mais destes princípios activos para proporcionar uma acção não só imediata como também prolongada e para reduzir ao mínimo os efeitos indesejáveis de cada um dos compostos. A associação mais comum é a de hidróxido de alumínio e hidróxido de magnésio.

Os medicamentos de venda livre

Os protectores gástricos

O sucralfato, um princípio activo mais moderno do que os anteriores, não tem a capacidade de neutralizar a acidez gástrica mas adere à mucosa formando uma camada protectora que dura cerca de seis horas. Deve tomar-se antes das refeições e os seus benefícios foram comprovados mesmo nos casos de úlcera gástrica e duodenal.

Para a síndrome dispéptica

A síndrome dispéptica é caracterizada por digestão difícil, ardores de estômago, dores abdominais, mau hálito, arrotos e mal-estar geral. Os seus sintomas são tratados com antiácidos, protectores gástricos e procinéticos. As duas primeiras categorias de fármacos já mencionadas para a gastrite são válidas em caso de sintomas ligeiros, como ardores de estômago ocasionais.

Os procinéticos

Trata-se de fármacos que aumentam as capacidades de contracção desde o esófago até ao intestino delgado, a fim de acelerar o esvaziamento do estômago e o trânsito do conteúdo do intestino, obtendo-se assim efeitos benéficos para a síndrome dispéptica.

A *metoclopramide*, usada desde o início da década de sessenta, tem esse efeito a nível da zona gastrintestinal e por isso tem um efeito particularmente benéfico na prevenção das náuseas e dos vómitos.

O *domperidone* aumenta e regula a mobilidade gástrica, aumenta a velocidade de esvaziamento, não altera a actividade peristáltica do intestino delgado e, além disso, tem uma actividade antiemética notável, embora inferior à da metoclopramide.

A fitoterapia

As preparações fitoterapêuticas à base de ouriços do mar, alecrim, alcaçuz, alcachofra, erva-cidreira, ruibarbo, genciana e boldo mostraram-se úteis em casos de pouca mobilidade gástrica, inchaço, ar no estômago, gás no intestino, meteorismo, digestão lenta. Além disso, podem aumentar as secreções biliares, depurar o fígado e regular a sua actividade.

Para a aerofagia e o meteorismo

A aerofagia, fenómeno muitas vezes associado à dispepsia, consiste, tal como o nome indica, em engolir grandes quantidades de ar que se acumula no estômago e, misturando-se com os sucos gástricos, vai perturbar os processos digestivos.

Os medicamentos de venda livre mais utilizados neste caso são à base de *simeticone*, uma substância que actua diminuindo a tensão superficial das bolhas de ar aprisionadas nos sucos gástricos, facilitando assim a sua eliminação.

Estes fármacos são também utilizados em caso de presença de excesso de ar no intestino (meteorismo), que provoca tensão abdominal, obstipação e dores mais ou menos intensas, até verdadeiras cólicas intestinais. Para esta patologia pode também ser eficaz o carvão activado, que é capaz de absorver os gases com a superfície das suas partículas, facilitando a sua expulsão do intestino.

Os fármacos mais recentes contêm associações de simeticone e metoclopramide, simeticone e hidróxido de alumínio ou hidróxido de magnésio, e simeticone e carvão activado.

Para a obstipação

A última e talvez a mais numerosa categoria de medicamentos de venda livre destinados às patologias do aparelho digestivo é a dos laxantes, fármacos que combatem a obstipação.

Laxantes e purgantes

A diferença entre laxantes e purgantes prende-se com o facto de os laxantes serem usados para possibilitar uma

Os medicamentos de venda livre

evacuação intestinal regular, enquanto os purgantes servem para provocar uma ou mais descargas a curto prazo.

A convicção de que a boa saúde depende de uma defecação frequente levou ao uso repetido, e muitas vezes a um abuso, desses fármacos por parte de uma larga faixa da população. De facto, está muito difundido o medo de que a falta de esvaziamento do intestino provoque intoxicações, convicção infundada, pelo menos desde que o fígado funcione bem.

Para quem não é afectado por outros distúrbios que os exijam, os laxantes em geral não são aconselháveis para combater a obstipação. É preferível recorrer a uma dieta rica em fibras e a outros meios não medicinais. O amolecimento das fezes e a facilidade de defecar só são úteis para os pacientes idosos ou cardíacos e para a evacuação do intestino antes de se ser submetido a processos de diagnóstico ou a intervenções cirúrgicas.

O uso prolongado de laxantes é prejudicial para a saúde. Depois de fazer uso deles podem ter de passar muitos dias primeiro que se consiga voltar a ter uma defecação normal. Além disso, podem provocar uma perda excessiva de água e electrólitos e distúrbios gastrintestinais de vários tipos.

Os laxantes salinos

Os laxantes salinos ou osmóticos, como os sais de magnésio (sulfato de magnésio ou sal inglês, hidróxido de magnésio e citrato de magnésio), a lactulose, a glicerina e o sorbitol, são fármacos que estimulam a secreção de água no duodeno que vai amolecer as fezes e facilita a sua expulsão. Em doses reduzidas o efeito obtém-se após seis a oito horas, mas são também utilizados em doses mais elevadas para funcionarem como um verdadeiro purgante.

Os estimulantes

Outra categoria é a dos laxantes de efeito estimulante, que estimulam a acumulação de água e electrólitos no intes-

A Digestão Saudável

tino e o peristaltismo. Esta categoria inclui a fenolftaleína, o bisacodile, o óleo de rícino, o sene, o ruibarbo, o aloés e a cáscara.

A fenolftaleína, que fazia parte dos laxantes mais populares existentes no mercado até há poucos anos, actualmente foi posta de parte. Com efeito, dados clínicos demonstraram que este princípio activo a longo prazo podia ser responsável por graves patologias intestinais. Os novos fármacos agora são quase sempre à base de bisacodile.

O efeito do óleo de rícino, do sene, do ruibarbo, da cáscara e do aloés deve-se à presença de antraquinonas, cujo princípio activo é libertado pela flora bacteriana intestinal. Estes compostos fazem aumentar a mobilidade do cólon e normalmente produzem efeito, nos preparados comerciais, cerca de seis horas após a administração.

As fibras

As fibras, como os farelos, a pulicária, a metilcelulose, a carbometilcelulose e as resinas sintéticas constituem a primeira categoria de laxantes naturais. Actuam através de diversos mecanismos. Absorvem água, amolecem assim as fezes e aumentam-lhes o volume, facilitando o seu movimento ao longo do intestino. Promovem a reprodução bacteriana no cólon, que contribui para o processo de expulsão das fezes e estimulam os movimentos peristálticos do cólon, aumentando assim a velocidade do trânsito das fezes. Deste modo, proporcionam habitualmente uma melhoria das funções intestinais num curto período de dois a três dias e provocam efeitos colaterais e sistémicos mínimos.

Para a diarreia

A diarreia, que acompanha muitas vezes as patologias gastrintestinais, infecciosas e não-infecciosas, provoca uma perda abundante e nociva de líquidos e sais.

Em sistema de venda livre, é possível encontrar numerosos fármacos hidratantes contendo electrólitos, glucose e aminoácidos, que previnem este efeito, e fármacos sintomáticos à base de cloridrato de loperamide. Este princípio activo é um opiáceo que vai interromper os movimentos peristálticos do intestino, aumentando o tempo de trânsito das fezes e favorecendo assim a reabsorção dos líquidos no intestino. É eficaz em casos pontuais de pouca relevância.

Uma vez restabelecido o doente, é sempre aconselhável uma ida ao médico verificar quais possam ter sido as causas, porque o fármaco, como dissémos, actua sobre os sintomas, portanto não incide sobre as causas da diarreia e não pode levar a uma cura verdadeira.

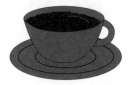

Os tratamentos das medicinas alternativas

- **Para as aftas**
- **Para a halitose**
- **Para os cálculos biliares**
- **Para a diarreia**
- **Para a digestão difícil**
- **Para a flatulência e o meteorismo**
- **Para as náuseas e os vómitos**
- **Para a gastrenterite**
- **Para a úlcera péptica**
- **Para o intestino irritável**
- **Para a colite ulcerosa**
- **Para a obstipação**
- **Para as hemorróidas**

Ouve-se falar muito de homeopatia, acupunctura, medicina ayurvédica e outros tipos de intervenções médicas não convencionais, e aumenta a procura destas técnicas terapêuticas por parte dos pacientes.

Naturalmente, estas terapias não são "mágicas" e não podem, nem devem, ser consideradas substitutas da medicina convencional e científica. São, aliás, definidas como medicinas complementares, na medida em que são um complemento da medicina tradicional. Com efeito, conhecendo as suas regras, potencialidades e limites, as medicinas alternativas aplicam-se aos pacientes e às patologias em que se considera que possam ser úteis.

Esta abordagem terapêutica provém de uma visão *holística* da medicina, isto é, de uma visão "total", na qual é possível utilizar de modo competente todas as potencialidades terapêuticas à disposição sem inconvenientes, mas de modo ponderado e visado.

A Digestão Saudável

A escolha da terapia é delicada porque cada uma pode resultar num paciente e não noutro, pode ser bem sucedida em certos casos mas não em todos.

No que respeita à digestão, é interessante confrontar a abordagem da medicina complementar e a da medicina tradicional para o diagnóstico e a terapia das diversas disfunções e doenças.

A medicina convencional faz uma abordagem linear causa-efeito. Se existe patologia (por exemplo, gastrite) devido a um aumento da secreção de ácido clorídrico, depois de fazer o diagnóstico recorrendo às modernas técnicas disponíveis para esse efeito, que registam os indicadores verificáveis do corpo humano (registo rigoroso mas apenas corpóreo), recorre-se a uma terapia que visa não só proteger a parede gástrica mas também reduzir a quantidade de ácido produzido. Aconselha-se também a alterar os hábitos de vida causadores de *stress*, que favorecem o aumento de produção do ácido.

A medicina alternativa faz uma abordagem que poderemos definir, mais do que linear, circular. A doença é considerada uma alteração do estado de bem-estar do paciente, dependente de um equilíbrio (homeostase) entre o corpo e a psique que, por sua vez, está em equilíbrio com o mundo que o cerca. O tratamento deve, pois, estimular a capacidade natural de regeneração do próprio corpo e a sua capacidade de controlo.

Nas medicinas alternativas, a mente e o corpo estão inextricavelmente ligados formando um microcosmo (o "pequeno mundo") também intimamente unido ao mundo que o rodeia, o macrocosmo (o "grande mundo").

Para as aftas

Fitoterapia. Utiliza a tintura de tormentilha juntamente com a tintura de salva, diluindo meia colher de chá num copo de água. Enxagua-se a boca várias vezes ao dia.

Medicina tradicional chinesa. Se for um problema pontual, o diagnóstico é o de acumulação de calor do coração e do baço, portanto a terapia visa dissipar o fogo nestes dois

Os tratamentos das medicinas alternativas

órgãos. Porém, se for um problema crónico, pode dever-se a uma diminuição do *yin* (frio) dos rins e do fígado e a terapia, então, visará a tonificação do *yin* desses dois órgãos.

Homeopatia. A medicina homeopática receita o *Bórax* 5 CH (hannemana centesimal: medida de diluição usada no tratamento homeopático), se as aftas sangram durante a mastigação e a mucosa da boca está inflamada, *Ácido nítrico* 5 CH, se as úlceras apresentam bordos nítidos, e *Mercurius solubilis* 5 CH, se houver muita salivação e mau hálito.

Para o mau hálito

Fitoterapia. Aconselha infusões de hortelã-pimenta.

Homeopatia. Prescreve *Kali phosphoricum* 5 CH, para o sabor amargo ao acordar, e *Mercurius solubilis* 15 CH, se se sentir um sabor metálico na boca.

Para os cálculos biliares

Fitoterapia. O fitoterapeuta tem a possibilidade de escolher entre vários remédios (genciana, uva espim, boldo, dente-de-leão) que devem ser tomados várias vezes ao dia em doses de vinte a quarenta gotas.

Homeopatia. Conforme o tipo de dor, a homeopatia prescreve diversas substâncias: *Colocyntis* se a dor é violenta e generalizada em todo o abdómen ou se a cólica se sucede a cólera violenta, *Beladona* em caso de dores violentas que pioram com o mínimo movimento, *Camomila* quando a dor é acompanhada de grande irritabilidade e agitação e melhora com uma ligeira massagem, *Byronia alba* se a dor obriga o paciente a ficar imóvel porque qualquer movimento, incluindo a inspiração profunda, o fazem piorar. Todas estas substâncias são tomadas na proporção de 9 CH, três grânulos com uma frequência, que pode até ser cada quinze minutos.

Para a diarreia

Fitoterapia. Pode tomar-se a tisana de murtinhos, que se obtém deixando ferver durante dez minutos três colheres de

A Digestão Saudável

sopa do produto em meio litro de água. Pode também usar-se a argila verde, uma colher de café dissolvida num copo de água que se bebe de manhã, ou ainda uma mistura de pó de raiz de *Ratânia* e de raiz de *Potentila* (250 mg de cada uma por cápsula).

Medicina tradicional chinesa. A diarreia pode ser aguda ou crónica. Na variante aguda, é causada pela alimentação ou por agentes externos como o frio, o calor e a humidade, e requer a hidratação pela ingestão de água ou, preferivelmente, de água de arroz ou de cevada.

A diarreia crónica pode ser provocada por perturbações do baço e do estômago ou à falta de *yang* nos rins. No primeiro caso a diarreia manifesta-se por meio de fezes que contêm alimentos não digeridos, enquanto o paciente apresenta uma cor que tende para o amarelado, associada à recusa de comida, astenia psíquica, sensação de frio nos membros, uma patine branca e húmida a cobrir a língua (na dieta são então indicados o sabor doce e o picante, e os alimentos adequados são o milho, o arroz, o queijo de soja, o aipo, as cenouras, o alho-porro, a canela, carne de novilho, frango e mel).

No segundo caso, a diarreia manifesta-se de manhã, acompanhada por vezes de dores abdominais e lombalgia, fraqueza nos joelhos, sensação de frio e palidez da língua. Neste caso, os alimentos indicados para tonificar o *yang* dos rins são as cenouras, o alho-porro, o frango e as gambas.

Homeopatia. Prescreve *Arsenicum album* em caso de intoxicação alimentar, *Veratrum album* para a diarreia caracterizada por descargas muito abundantes, desidratação, frio intenso, tendência para o colapso e cãibras abdominais, *Argentum nitricum* se a diarreia for originada por situações de *stress* e ansiedade ou as fezes forem esverdeadas, *Pulsatilla* para as diarreias que se desencadeiam principalmente de noite, depois de se ter comido fruta, doces, gelados, *Aconitum napellus* se os sintomas surgirem depois de um abalo psicológico e piorarem com o clima frio e seco. Todos estes remédios são tomados a uma taxa de diluição de 7-9 CH.

Os tratamentos das medicinas alternativas

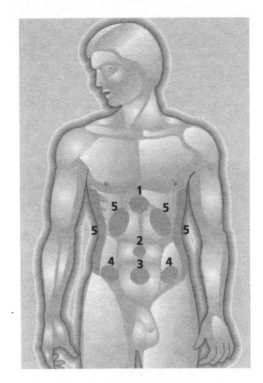

Mapa das localizações da dor de acordo com a medicina chinesa tradicional
1. Dor epigástrica: frio no meridiano do estômago, fígado inchado que faz pressão sobre o estômago.
2. Dor acima do umbigo: baço e estômago.
3. Dor abaixo do umbigo: rim, bexiga, útero, intestino.
4. Dor nos quadrantes inferiores(fossas ilíacas): fígado.
5. Dor nos lados do tórax, flancos, hipocôndrio: alterada a circulação do Qi do fígado, libertação do fogo do fígado, estagnação da humidade e do calor.

Para a digestão difícil

Fitoterapia. Recomendam-se tisanas à base de quatro partes de angélica, três de genciana e três de funcho ou cominho-dos-prados em infusão a 3%, após as refeições principais.

Para a flatulência e o meteorismo

Fitoterapia. Prescreve extracto líquido de genciana em doses de vinte a trinta gotas, duas a três por dia, ou então vinte gotas de tintura de aquileia, estragão, aneto e funcho antes das refeições, dada a sua acção antifermentativa.

Medicina tradicional chinesa. A flatulência é considerada uma estase do Qi (energia vital) do estômago e estase alimentar. Além da estimulação dos pontos correspondentes por meio da acupunctura, pode utilizar-se um composto de ervas chamado *Bao He Wan*, "pílula para conservar a harmonia".

A Digestão Saudável

Homeopatia. Aconselha *Argentum nitricum*, se a flatulência se manifestar após a ingestão de alimentos doces, *Carbo vegetalis*, se vem depois da ingestão de alimentos gordos e aparece ao anoitecer, e *Lycopodium* para aqueles que imediatamente após as refeições sentem dilatação abdominal e não suportam as roupas que apertam o abdómen.

Para as náuseas e os vómitos

Fitoterapia. Sem esquecer que são sintomas e que, por conseguinte, é importante conhecer as suas causas, a fitoterapia indica a erva-cidreira, que tem uma importante acção tranquilizante, antiespasmódica e carminativa, podendo preparar-se sob a forma de infusão. Também é eficaz uma infusão de gengibre e hortelã-pimenta. Para as náuseas em viagem o gengibre também se pode usar preventivamente como óleo essencial.

Medicina tradicional chinesa. Náuseas e vómitos são considerados sintomas de que o Qi do estômago se elevou e tal pode suceder por causas distintas: agressões por parte de agentes externos como o frio e o calor, estase dos alimentos, distúrbios emocionais, mau funcionamento do estômago e do baço. Pode resultar exercer pressão na parte interior do pulso com o dedo médio ou sobre a linha mediana no ponto entre esterno e o umbigo.

Homeopatia. A homeopatia aconselha *Ipecacuanha* 5 CH se o vómito não aliviar a náusea e se se sente repulsa pelos alimentos, muita salivação, língua limpa e dores semelhantes a cãibras, *Pulsatilla* 9 CH se as náuseas se seguem à ingestão de alimentos gordos, *Phosphorus* 9 CH no caso de vómito acetonémico (a chamada acetona das crianças) e *Arsenicum album* 5 CH se o vómito for muito ácido e se sente fraqueza e frio.

Shiatsu. Também como prevenção antes de viajar, exerce-se durante sete a dez segundos uma forte pressão com o polegar no centro do pulso, na dobra entre os dois tendões, cerca de cinco centímetros acima da articulação.

Os tratamentos das medicinas alternativas

Para a gastrenterite

Fitoterapia. Para esta inflamação aguda, um remédio fitoterápico simples é uma infusão de canela que reduz as náuseas, bem como uma infusão de camomila tomada três a quatro vezes por dia. Quarenta gotas diluídas duas vezes por dia de *Ficus carica* 1 DH (hannemana decimal, medida de diluição usada no tratamento homeopático) reduzem a inflamação. No caso de gastrite crónica, é muito eficaz o rizoma de gengibre em pó.

Homeopatia. Pode utilizar-se o *Arsenicum album,* no caso de sintomas agudos de infecção ou de intoxicação alimentar, e *Nux vomica,* em caso de náuseas que desaparecem depois de se ter vomitado, sonolência após as refeições, distúrbios do estômago que se fazem sentir uma a duas horas depois das refeições e pioram de manhã ao acordar ou com a ingestão de álcool, café, tabaco, especiarias e com o tempo frio.

Para a úlcera péptica

Fitoterapia. O aloés é aconselhado pelas suas propriedades anti-inflamatórias e cicatrizantes da parede gástrica. O alcaçuz tem acção anti-inflamatória, cicatrizante, protectora e também anti-espásmica e, por conseguinte, reduz a dor, se for utilizado na forma mais comum de extracto a cerca de 20% na dose de 500 mg antes das refeições. Porém, é importante referir que não deve ser usado durante a gravidez ou em caso de hipertensão. Outra substância é o *Ficus carica* 1 DH (cinquenta gotas duas vezes por dia). Estes tratamentos devem ser realizados duas vezes por ano, na Primavera e no Outono, a título preventivo, e é importante associá-los a um fitoterápico para controlar a ansiedade, como a valeriana, a passiflora, a tília, a *kava-kava* ou o hipericão, aconselhando-se particularmente este último quando o estado de ansiedade está associado à depressão.

Medicina tradicional chinesa. Podem obter-se resultados excelentes e duradouros estimulando os pontos sobre os respectivos meridianos, conforme a causa.

A Digestão Saudável

Homeopatia. Aconselha *Lycopodium* 9 CH para as úlceras duodenais com sintomas que pioram ao fim da tarde como a sensação de saciedade mesmo depois de se ter comido muito pouco, a rejeição dos alimentos, flatulência e desejo de doces, *Argentum nitricum* 7 CH para a úlcera gástrica acompanhada de aerofagia e arrotos frequentes e ruidosos e para psacientes que sofrem de ansiedade, *Arsenicum album* 9 CH para pacientes ansiosos, fatigados, friorentos, com diarreia e dores acompanhadas de ardor depois de ter comido, *Nux vomica* 7 CH se uma hora depois de ter comido aparecerem sintomas como dores gástricas com náuseas, sensação de ter uma pedra sobre o estômago ou de aperto do abdómen como se usasse um cinto demasiado apertado.

Shiatsu. Para aliviar os sintomas, pressionar durante dez a quinze segundos a palma da mão no ponto a que o dedo médio chega quando completamente flexionado, repetindo três vezes.

Para o intestino irritável

Para evitar patologias mais sérias, é necessário sujeitar-se sempre a consulta médica se depois dos quarenta anos se tiver uma alteração dos hábitos intestinais e se se encontra sangue nas fezes.

Fitoterapia. Muitas ervas, puras ou com mistura, são eficazes para o alívio dos sintomas. O lúpulo, a piscidia, a erva-cidreira, a passiflora têm acção anti-espásmica sobre o intestinal e podem ser associadas a outras com acção ansiolítica, como a valeriana ou o hipericão. A tisana de sementes de funcho alivia os inchaços e as dores. A aquileia acalma as dores e as inflamações. Para regularizar o intestino e acalmar as suas inflamações, é aconselhável *Vaccinium vitis idea, Rubus fructicosus e Ribes nigrum* 1 DH (trinta a cinquenta gotas em água, uma ou duas vezes ao dia).

Medicina tradicional chinesa. Para restituir o equilíbrio ao sistema nervoso autónomo efectua-se, com a acupunctura, um tratamento diferente conforme os sintomas,

Os tratamentos das medicinas alternativas

tratando assim os meridianos do baço para a flatulência, os do estômago para a diarreia, aerofagia e cãibras, e do intestino grosso para a obstipação; muito bom para aliviar os sintomas é o *Si Jun Zi Tang*, "decocção dos quatro nobres fidalgos", à base de raiz de ginseng e raiz de alcaçuz.

Homeopatia. Os remédios mais usados são o *Argentum nitricum*, para a obstipação alternada com diarreia que se agrava antes de um compromisso importante, o *Colocynthis*, para aliviar dores lancinantes desencadeadas pela cólera que diminuem aquecendo a zona e dobrando-se sobre si mesmo, e o *Colchicum*, em caso de náuseas, dores lancinantes e fezes aquosas com muco gelatinoso.

Para a colite ulcerosa

À terapia farmacológica convencional, à base de cortisona com sulfasalazina, pode ser conveniente associar remédios da medicina alternativa, sobretudo para prevenir o agravamento, que pode levar à intervenção cirúrgica.

Fitoterapia. As plantas medicinais específicas, que possuem acentuada acção anti-inflamatória, imunoreguladora e antioxidante, são a uncaria (unha-de-gato), a bosvélia, o aloés-gel, o castanheiro-da-índia e o alcaçuz. A uncaria (unha-de-gato) deve ser utilizada sob a forma de extracto a 3%, mais comum e acessível no mercado. É tomada numa dosagem de 50-100 mg de manhã e à noite. O extracto de bosvélia a 95% toma-se numa dosagem de 200-300 mg duas ou três vezes ao dia. O aloés é aconselhado numa dosagem de 1600 mg quatro vezes ao dia. Pode também ser eficaz uma tisana quente de casca de *Ulmus rubra* (oito partes de água e uma parte de *Ulmus*), tomada duas vezes ao dia. Finalmente, são utilizadas também as tinturas *Vaccinium vitis* 1 DH e *Ribes nigrum* 1 DH (conquenta gotas de cada em pouca água, três vezes ao dia). Em todo o caso, é fundamental a associação com fitoterápicos para o controlo do *stress*, que influi muito nesta patologia, como a *kava-kava*, a valeriana e o hipericão.

A Digestão Saudável

Medicina tradicional chinesa. Os meridianos indicados para o tratamento são os da vesícula biliar, do fígado, do estômago e do intestino.

Shiatsu. Deve exercer-se uma pressão para baixo num ponto situado na parte de fora da perna, imediatamente abaixo do joelho. Nos casos mais graves, a pressão deve ser exercida num ponto situado entre o esterno e o umbigo.

Para a obstipação

Uma dieta com quantidades consideráveis de líquidos e fibras, prescrita pela medicina convencional, pode ser integrada pelos remédios da medicina não-convencional para evitar o abuso de laxantes.

Fitoterapia. Aconselha sementes de linho, juntando uma colher de chá a 150 ml de água fria e deixando-as em água durante toda a noite, adicionando-as de manhã aos cereais do pequeno almoço. Em alternativa, prepara-se uma infusão com uma colher de sopa em 150 ml de água quente durante duas horas e bebe-se adoçada com mel. Outro remédio fitoterápico com efeito laxante é a infusão de cáscara, que se prepara deixando meia colher de chá de casca numa chávena de água quente durante uma hora, depois filtra-se e bebe-se antes de se deitar. Esta infusão, porém, é contra-indicada nas colites espásticas e na gravidez. Também se pode preparar uma infusão com folhas de canafístula e raíz de alcaçuz. Pode, por breves períodos, tomar-se tinturas de funcho e de dente-de-leão, em doses de duas colheres de café dissolvidas em meio copo de água após as refeições.

Homeopatia. Em presença de fezes duras e hemorróidas, usa-se a *Collinsonia canadensis,* enquanto a *Nux vomica* é indicada nos casos em que se sente o estímulo mas não se realiza a evacuação. A *Alumina* é aconselhada quando tanto o estímulo como a evacuação estão ausentes durante alguns dias. Todas estas substâncias são tomados na dose de 5 CH, cinco grânulos por dia.

Os tratamentos das medicinas alternativas

Para as hemorróidas

Fitoterapia. São eficazes cinquenta gotas de extracto líquido de cipreste diluídas em água tépida, três vezes ao dia antes das refeições, bem como vinte gotas de tintura do castanheiro-da-índia, três vezes ao dia, e o extracto de hamamélide e de sementes de *Vitis vinifera*.

Medicina tradicional chinesa. Se durante a evacuação há perda de sangue de cor vermelho vivo ou vermelho escuro, pode tomar-se pós de *Sophora* ou *Huai Hua San* que têm acção hemostática. No caso das hemorróidas saírem, acompanhadas de diarreia, se houver sintomas de rejeição de comida e de fraqueza, é aconselhável o *Bu Zhong Yi Qi Tang*, "decocção para tonificar o centro e conter a energia".

Homeopatia. As substâncias para a crise hemorroidal são o *Esculus* e o *Aloés socotrina* se a crise for muito dolorosa. Prescreve-se *Arnica*, se a dor for semelhante à de uma contusão, *Lachesis mutus*, se a dor for agravada pelo calor, *Collinsonia canadensis* e *Hamamelis*, se houver perda de sangue. Devem ser ministradas em doses de 5 CH, cinco grânulos três vezes ao dia.

ÍNDICE

CONHEÇA-SE, PARA ESTAR BEM

Como funciona o aparelho digestivo 11
    A boca 12
    O esófago 13
    O estômago 14
    O intestino 16
    O pâncreas 18
    O fígado 18

Digestibilidade e assimilação dos alimentos 19
    A prioridade dos vegetais 19
    As proteínas 21
    Os hidratos de carbono ou glúcidos 28
    As gorduras ou lípidos 30
    As verduras 33

A fruta 33
As bebidas 35

As combinações alimentares 37
Alimentos proteicos e amiláceos 38
Vários alimentos proteicos 38
Bebidas, alimentos ácidos e amiláceos 39
Bebidas, alimentos ácidos e proteicos 39
Açúcar, fruta, alimentos amiláceos e proteicos 40
Gorduras e alimentos proteicos 40

O horário das refeições 41
O período entre as refeições 41
Os horários e as hormonas 43

COMO TRATAR-SE

As patologias do aparelho digestivo 47
As aftas 47
Os cálculos biliares 47
As hemorróidas 48
A gastrite 48
A doença celíaca 49
A doença de Crohn e a colite ulcerosa 49
A síndrome do cólon irritável 50
A úlcera 51
Os sintomas a observar 51
As alergias e as intolerâncias alimentares 53

A alimentação terapêutica 57
Um regime alimentar para cada problema 58

A função do jejum 65
Repouso para todo o organismo 65
Melhorar a aparência e restaurar energias 66
O jejum como processo de cura 67
Despertar a mente e o espírito 67
Como e quando praticar o jejum 68
A idade, a saúde, a duração, a melhor altura 69
As regras para um jejum prolongado 70

Os medicamentos de venda livre 73
Para a gastrite 74
Para a síndrome dispéptica 75

Para a aerofagia e o meteorismo..76
Para a obstipação 76
Para a diarreia...78

Os tratamentos das medicinas alternativas 81
   Para as aftas..82
   Para o mau hálito 83
   Para os cálculos biliares 83
   Para a diarreia...83
   Para a digestão difícil...85
   Para a flatulência e o meteorismo 85
   Para as náuseas e os vómitos.......................................86
   Para a gastrenterite 87
   Para a úlcera péptica...87
   Para o intestino irritável 88
   Para a colite ulcerosa 89
   Para a obstipação 90
   Para as hemorróidas 91

Impressão Papelmunde
Paginação e Acabamentos Inforsete
para
EDIÇÕES 70, Lda
Julho 2003